Jorge Sintes Pros

ENFERMEDADES de la
VESÍCULA
BILIAR

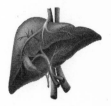

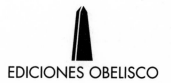

EDICIONES OBELISCO

Colección Salud y Vida natural
ENFERMEDADES DE LA VESÍCULA BILIAR
Jorge Sintes Pros

1.ª edición: octubre de 2014

Maquetación: *Montse Martín*
Corrección: *Sara Moreno*
Diseño de cubierta: *Marta Rovira sobre una ilustración de Fotolia*

Edita: Ediciones Obelisco S. L.
Pere IV, 78 (Edif. Pedro IV) 3.ª planta 5.ª puerta
08005 Barcelona-España
Tel. 93 309 85 25 - Fax 93 309 85 23
E-mail: info@edicionesobelisco.com

ISBN: 978-84-16192-09-0
Depósito Legal: B-18.850-2014

Printed in Spain

Impreso en España en los talleres de Novoprint
c/ Energía, 53, St. Andreu de la Barca, 08740 Barcelona

INTRODUCCIÓN

Si se levanta usted por la mañana con la boca amarga o con sensación de náuseas, que desaparecen al reemprender la vida activa o a veces, simplemente, después del desayuno; si es usted uno de esos estreñidos pertinaces que han de hacer uso continuado de laxantes; si padece usted jaquecas; si hay alimentos que usted no tolera y cuya absorción le provoca inmediatamente urticaria; si se halla usted menos fatigado al caer la tarde que por la mañana; si es usted friolero; si tiene usted el humor inestable, cayendo a veces en la melancolía o la depresión; si tiene usted baja la tensión sanguínea y aparecen manchas rojas en su pecho; si en la edad avanzada aparecen pigmentos oscuros en el dorso de sus manos; cualquiera de estos malestares permite sospechar que usted pertenece a la gran legión de «hepáticos».

Los síntomas de las enfermedades del hígado son tan numerosos, variados y dispares que es imposible afirmar a primera vista y de manera cierta que la enfermedad radica en el hígado. Los mismos síntomas pueden revelar igualmente un mal funcionamiento del estómago y de los intestinos o también diversos trastornos nerviosos o glandulares.

Para ser hepático no es necesario que duela el hígado. En la insuficiencia hepática, el hígado ni siquiera duele a la presión. Constituyen legión las personas que sin estar verdaderamente enfermas ven envenenada su vida entera por diversos malestares de origen hepático.

No se asombre usted si su médico le revela un día que su hígado de usted funciona mal, incluso cuando estaba usted convencido de que estaba en perfecto orden.

Este libro tiene por objeto enseñarle cómo funciona el hígado y la importante misión de la vesícula biliar, cuáles son los trastornos que pueden afectarles, qué régimen conviene seguir y qué tratamientos naturales resultan más apropiados en cada trastorno.

Pero antes de comenzar, quisiéramos recordarle que este libro no puede en ningún caso dispensar de consultar a un médico naturista cualificado si tiene usted algún problema hepático. En efecto, desaconsejamos rotundamente la automedicación que podría a menudo tener los efectos contrarios a los buscados. Los tratamientos que nosotros mencionamos lo son a título indicativo.

La crisis del hígado, el cólico hepático, es muy doloroso y desagradable. En este caso, ¿qué hacer? Siempre es peligroso tratarse uno mismo. Haciéndolo así, a menudo, se puede aumentar el mal que se quería corregir o también desplazarlo hacia otro órgano, al no haber empleado el buen tratamiento. El naturópata conoce su oficio. Si además hace algún tiempo que le lleva a usted, él conoce las fuerzas y las debilidades del organismo de usted, lo que le permite describir exactamente el tipo de tratamiento que usted necesita.

Ciertos alimentos se convierten en venenos al no haber sido trasformados correctamente. Esto puede degenerar en trastornos nerviosos, apatía, agitación, incluso confusión mental.

Entonces es preciso inmediatamente comer menos que antes. Algunos alimentos deben ser eliminados completamente: los lacticinios, los huevos, las féculas, los cereales. Es preciso incluso dejar de comer completamente si hay fiebre.

Por otra parte, hay que beber enormemente. Los líquidos deberán ser nutritivos, tisanas, agua con zumo de frutas. Se pueden beber varios litros al día. Se corta con los alimentos que podrían trasformarse en venenos y se aprovecha este momento para limpiar la sangre y el hígado, ingiriendo muchas bebidas.

Es preciso ayunar así durante algunos días. Después se recomienza a alimentarse lentamente, primero con zumos de frutas o de zanahorias, continuando bebiendo mucha agua. Luego se añadirán las frutas frescas y las hortalizas crudas.

El organismo así limpiado podrá reemprender las funciones normales. Es necesario entonces poner atención en no caer de nuevo en los mismos malos hábitos. Los tratamientos, por supuesto, pueden reponer un organismo en estado de funcionamiento, pero ocurre con el cuerpo humano lo mismo que con un coche: cuando se ha tenido un accidente, el cuerpo, como el coche, conservará siempre las cicatrices.

Lo que hay que tener presente en todo momento, es que el hígado puede rendir servicios extraordinarios a condición de conservarlo en buena condición. Para esto, nada como el régimen natural: aire, sol, agua y, sobre todo, una alimentación sana. Es lo que vamos a demostrar en las páginas de este libro. El único inconveniente es que el método exige esfuerzo. «No se pescan truchas a bragas enjutas», dice el refrán. Y la medicina natural es, reconozcámoslo, muy exigente. Conserva o devuelve la salud, pero ello requiere unas normas estrictas. Es el «lo toma o lo deja».

Pero que se sepa bien de una vez por todas: nada le es dado al hombre. Debe conquistarlo todo, y no puede tener más que la salud que merece. La alopatía que se ha ganado numerosos e insignes méritos es muy capaz de reducir una crisis o una agresión patógena aguda. Pero una vez dominada ésta, el paciente es dejado a sí mismo. Entonces comienza su papel activo. Si no quiere o no sabe realizarlo, se puede llegar a convertir, en el plano médico, en una especie de cobaya. Hoy día, gracias a la seguridad social, uno tiene derecho a recibir cuidados, lo que no tiene nada que ver con la verdadera salud.

Puede ocurrir que los fracasos sucesivos de diferentes medicaciones hayan determinado cierto desaliento, a veces difícil de remontar. Hasta en este caso, incluso si la confianza no es total al comienzo, es preciso ponerse en este camino natural de la salud, con la determinación de no hacer la prueba a medias. La observación escrupulosa de las indicaciones que se dan en este libro no puede presentar jamás malas consecuencias.

En cuanto se ha obtenido un primer resultado, es bueno alegrarse, pero en modo alguno debe darse por satisfecho, pues debemos obtener una salud total, y no parcial. Pretendemos, y creemos justa nuestra pretensión, que nuestros amables lectores no solamente resuelvan felizmente sus problemas del hígado y de la vesícula biliar, sino que, enrolados desde ahora en la nave del naturismo, inicien feliz singladura hacia la SALUD TOTAL.

UN ÓRGANO POLIFACÉTICO

Se ignora con frecuencia la importancia que tiene el hígado en el funcionamiento del organismo humano. Como debe filtrar todos los alimentos que consumimos, está provisto de una gran multitud de células que le permiten efectuar esta tarea considerable.

El hígado es la glándula más voluminosa de nuestro organismo, situada en la parte más elevada de la cavidad abdominal, de la que ocupa casi todo el hipocondrio derecho (es decir, la zona subcostal derecha de la cavidad abdominal), buena parte del epigastrio (porción alta y media de la cavidad abdominal), y hasta el sector más elevado del hipocondrio izquierdo (zona subcostal izquierda de la cavidad abdominal). En su localización habitual (fig. 1), el hígado tiene sus tres cuartas partes a la derecha y la cuarta parte izquierda restante a la izquierda del eje vertical medio del cuerpo (que pasa por el ombligo) y está cubierto por la porción anterior de las últimas costillas; está en inmediato contacto –por su cara superior convexa– con la su-

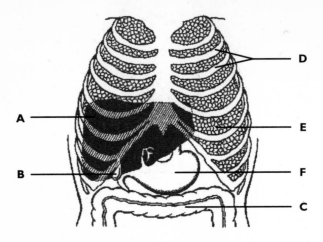

Fig. 1. Posición normal del hígado. A, Hígado; B, Vesícula biliar; C, Colon trasverso; D, Caja torácica; E, Pulmón; F, Estómago.

perficie inferior cóncava del *diafragma* (membrana musculo-tendinosa que separa entre sí las cavidades abdominal y torácica), que lo recubre por encima en forma de cúpula, separándolo de la base del pulmón derecho.

En el hombre adulto sano, el peso del hígado es de unos 1500 gramos (en la mujer unos 50-60 gramos menos); este peso puede variar por factores constitucionales (raza, sexo, edad), contingencias fisiológicas (durante la digestión el hígado aumenta de peso; gravidez), estados patológicos, ayuno prolongado, etc.

El hígado tiene un *color* uniforme rojo-oscuro; su *consistencia* es más bien dura (lo que no impide que el tejido hepático sea friable, y por lo tanto se lacera y rompe fácilmente en ocasión de traumas violentos sobre la pared anterior del abdomen).

El hígado está dividido en cuatro *lóbulos*: el *derecho* (que es el más voluminoso de todos), el *izquierdo*, el *anterior* y el *posterior*.

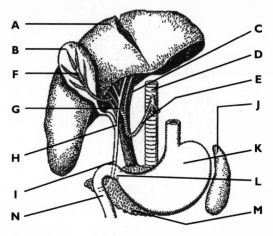

Fig. 2. Cara interior del hígado levantado e inclinado para mostrar los diferentes vasos. A, Cara inferior; B, Vesícula biliar; C, Vena porta; D, Arteria aorta; E, Arteria hepática; F, Arteria cística; G, Canal hepático; H, Canal cístico; I, Canal colédoco; J, Bazo; K, Estómago; L, Píloro; M, Páncreas; N, Duodeno.

El hígado está comunicado con el organismo por los vasos sanguíneos (fig. 2): arteria hepática y vena porta que aseguran el intercambio sanguíneo por intermedio de las venas subhepáticas o venas de drenaje; por otra parte, por los canales biliares que encaminan hacia el intestino la bilis o secreción exocrina.

Cuando se examina al microscopio una partícula de hígado, el tejido aparece compuesto de pequeñas unidades poliédricas de uno a dos milímetros de diámetro: los *lobulillos*. Estos lobulillos muy apretados están separados entre ellos por tejido conjuntivo. En los puntos de encuentro de tres lobulillos, se observa una especie triangular que contiene una ramificación de la vena porta, de la arteria hepática, un canal biliar y vasos linfáticos. Se lo llama *espacio porta*.

Estos vasos penetran en los sinusoides, que son minúsculos espacios vasculares que alternan con las bovedillas celulares para ir a parar al centro del lobulillo, y terminarse en la vena intralobular, que es una ramificación de las venas subhepáticas.

El hígado aparece, pues, como un conjunto de unidades funcionales, los lóbulos o lobulillos, enorme población de células inmergidas en un verdadero depósito de sangre que rodea las bovedillas radiales, compuestas por los lóbulos hepáticos, bovedillas llamadas cordones de Renak. Cada bovedilla depara dos sinusoides, realizando así un importante sistema lacunar. Para la comodidad del estudio y del análisis, los fisiólogos distinguen arbitrariamente: el hígado celular constituido por la masa de células hepáticas; el hígado vascular que comprende las venas, las arterias y la inmensa red de capilares; el hígado biliar que agrupa los canículos y los canales para la excreción de la bilis.

El tejido conjuntivo que separa los lóbulos se prolonga en el interior de éstos por un fino encaje. Se distinguen también células estrelladas, las famosas células de Kupfer, de propiedades fagocitarias.

Así, el hígado no es un órgano simple más que en apariencia. Recordemos que cada célula es un prodigioso laboratorio que realiza todas las funciones que describiremos sucintamente más abajo, respondiendo de una manera precisa a las múltiples y constantes necesidades del organismo cuando se sabe controlar o reeducar su hígado.

Maravilloso laboratorio cuya vida es breve. Las células hepáticas tienen, en efecto, una duración que varía de trescientos a quinientos días. Pero son inmediatamente remplazadas por la división de las células vecinas.

Esta renovación celular explica la asombrosa facultad de regeneración de la que sólo entre todos los órganos se beneficia el hígado. Las tres cuartas partes de un hígado extirpadas quirúrgicamente a un hombre se reforman completamente en cuatro meses. Tal rapidez deja bastante lejos detrás de ella la renovación celular de la piel, de las células epiteliales del intestino, del tejido hematopoyético, de las células germinales.

Pero este poder de regeneración no permanece válido sino en la medida en que las reservas funcionales del órgano no están agotadas. Si a consecuencia de errores de higiene prolongados, de abusos de alimentos y de alcohol, una toxemia, es decir, la sobrecarga de la sangre y del medio interior en toxinas es constantemente mantenida por el sujeto, es la totalidad del tejido hepático la que es lesionada y la supervivencia deviene desde entonces cada vez más difícil.

La vena porta

¿Qué es la vena porta? Es esencialmente un vaso sanguíneo que podría ser comparado a un árbol de múltiples ramificaciones. Estas ramificaciones, los capilares, están unidas a todas las vellosidades y glándulas de la pared intestinal. Su función es la de encaminar hacia el hígado las sustancias digeridas que allí serán elaboradas y trasformadas.

Pero atención, la vena porta no es discriminatoria. *Ella lo lleva todo*, las sustancias sanas al igual que los venenos. Es por esto por lo que, si no se tiene cuidado con la alimentación y si por otra parte se lleva una vida demasiado sedentaria, hay grandes probabilidades de que una importante cantidad de venenos (toxinas) se encuentre en el hígado, forzándole a un aumento de trabajo, lo que acarreará inevitablemente trastornos del órgano o su degeneración.

La vesícula biliar

Los conductos biliares están formados por la reunión de los canales interlobulares. El canal hepático, por otra parte, está formado por la reunión de los conductos biliares y recibe el canal cístico, que viene de la vesícula biliar.

Los canales hepático y cístico forman el canal colédoco. Al igual que el canal pancreático, desemboca en la ampolla de Vater, especie de cámara abierta en la porción del intestino delgado que forma el duodeno. Antes de verterse en el duodeno, la fusión de las secreciones biliar y pancreática se opera en la ampolla de Vater.

Las rugosidades intestinales, la sangre y el bolo alimenticio trasformado en quilo vienen del intestino grueso. Llegan al hígado por la vena porta. Ésta alcanza el hígado por miles de ramificaciones formadas por venas radiales que se terminan en capilares.

Sangre y quilo son primero trasformados y depurados. Después, las venas hepáticas los colectan y los encaminan hacia la vena cava inferior y la aurícula derecha del corazón. Es al paso de la sangre en el hígado cuando se elabora la bilis.

Detrás de la última costilla derecha se encuentra la vesícula biliar. Está aplicada contra la cara interna del hígado y es mantenida por el peritoneo (membrana serosa que tapiza las paredes abdominales). Su función es la de trasformar una parte de la bilis y regularizar su flujo. Tiene un papel complementario al del hígado que asegura ya la función de desintoxicación.

Se practica a menudo la ablación de la vesícula biliar en el caso en que ésta esté gravemente afectada. Esta operación no es benéfica: en efecto, empobrece la sangre, hace la digestión más difícil y el organismo más frágil.

La bilis

La bilis tiene una importancia capital en el funcionamiento del organismo. Realiza varias funciones. Su complejidad misma es asombrosa.

Por ejemplo, para crear el medio básico favorable a la acción de la lipasa pancreática sobre los cuerpos grasos, la bilis neutraliza la acidez del quimo (masa líquida, espesa, grisácea, en la que se convierte el alimento por digestión gástrica). Es también la bilis la que favorece la absorción de las grasas y de la vitamina K. Tiene también una función de eliminación. Es ella, en efecto, la que desembaraza el organismo de ciertos cuerpos tóxicos y de los desechos hemoglobínicos.

La bilis está compuesta de sales biliares, de colesterol y de bilirrubina, pigmento que da su color a la bilis y colorea las deposiciones. Cuando la hemoglobina de los glóbulos rojos se disgrega, el hierro es entonces separado y almacenado por el hígado.

No hay que creer que la bilis utilizada sea completamente eliminada con las materias fecales. Al contrario, durante su paso al intestino, una parte es recuperada y dirigida hacia el hígado. Es ahí donde será renovada y mezclada a las nuevas secreciones.

Por tanto, si el hígado funciona mal, es seguro que la composición de la bilis se verá muy afectada por ello. La sangre lo acusará también.

Se ve, pues, que el hígado es un órgano relativamente complejo y que sus enfermedades, sobre todo porque el diagnóstico es a menudo difícil, no deben ser tratadas a la ligera.

El hígado puede realizar prodigios, pero de todas maneras no hay que cargarlo demasiado pesadamente si no se quiere que se revuelva de improviso ante la cantidad de venenos que se le obliga a tratar.

Por el contrario, si se tiene el cuidado de alimentarse correctamente y de hacer un mínimo de ejercicio físico, se verá como el hígado realiza su tarea hasta el fin. Entonces impedirá que toda sustancia nociva llegue a otras partes del organismo y le permitirá, por tanto, funcionar normalmente en las mejores condiciones posibles.

El hígado, en suma, nos da tan precioso servicio que merece lo tratemos con el mayor cuidado. Pero desgraciadamente, con demasiada frecuencia lo sobrecargamos de trabajo hasta el agotamiento. Los alimentos comerciales que consumimos hoy día contienen una tal cantidad de venenos que este pobre hígado se ve en dificultades para tratar de protegernos. Estos alimentos quimificados llevan al hígado plomo, arsénico, cobre, azufre, DDT, salicilato, ácido benzoico, salitre, colorantes y aromatizantes sintéticos. Además, engullimos cantidad de píldoras y medicamentos a la menor señal de dolor de muelas, estreñimiento o de otra enfermedad benigna que añadimos aún a las tribulaciones de este órgano tan bien adaptado sin embargo a las funciones que debe llenar.

Los venenos

Los venenos pueden ser absorbidos por el organismo de diferentes maneras. Si hablamos de ellos es porque tienen a menudo una gran importancia en los desarreglos del hígado.

Se conoce en primer lugar los venenos táctiles. Son venenos que actúan por simple tacto. Una picadura o una herida, en cambio, podrán introducir venenos en la sangre. Se los llama pues venenos sanguíneos.

Los más conocidos de todos los venenos son, por supuesto, aquellos que se absorben por la alimentación y que son digeridos al mismo tiempo que las sustancias nutritivas.

Añadamos a esta lista los venenos que respiramos y que llegan directamente a los pulmones. En nuestra época de aire polucionado, éstos han adquirido una importancia considerable.

Por supuesto, todos estos venenos no son nocivos en el mismo grado y actúan diferentemente sobre las criaturas vivientes. Tal animal se alimentará de una serpiente venenosa que matará a otro instantáneamente. Tal veneno no tendrá más que una ligera influencia sobre tal persona mientras que llevará a otra a la muerte.

En el ser humano en todo caso, es cierto que el hígado, según que esté sano o degenerado, permitirá a uno resistir fácilmente el envenenamiento mientras que otro contraerá una enfermedad grave a consecuencia del consumo de las mismas sustancias.

Es preciso, pues, poner atención, no solamente en conservar su hígado con buena salud, sino igualmente en prever que tal o cual remedio, tal o cual alimento consumido sin peligro por alguno, puede tener consecuencias muy nocivas en otro.

Las funciones del hígado

El hígado es una enorme glándula que puede pesar hasta dos kilos con la sangre que encierra. Tiene numerosas funciones.

Primero y ante todo participa en la función de la digestión. El tubo digestivo absorbe algunas de sus secreciones mientras que otras se vierten directamente en la sangre. Situado entre el intestino y el corazón, sirve entonces de filtro.

Órgano biliar y glándula endocrina, desempeña un papel considerable en el mantenimiento de un estado general de salud.

La función hepática es capital en la formación de la sangre, la trasformación de los prótidos y de las grasas, la fijación de los materiales de mantenimiento o de construcción, la neutralización de ciertos venenos, la producción de varias enzimas, la realización de las funciones de regulación.

Es también el hígado el que asegura la trasformación biológica de los materiales antes de que éstos sean distribuidos en el organismo. Alimentos que podrían ser de otro modo tóxicos, son hechos inofensivos mediante la acción del hígado.

El hígado es igualmente un órgano protector de todo el organismo. Elabora las sustancias necesarias para luchar contra la enfermedad o la infección.

La función digestiva

La digestión y la utilización de las grasas se hacen posibles mediante la bilis que secreta el hígado en la cantidad de 500 a 1000 centímetros cúbicos cada 24 horas.

Para que las sustancias nutritivas sean metabolizadas, es preciso que experimenten la intervención de las secreciones hepáticas.

El hígado tiene tal potencia de desintoxicación que muy a menudo un remedio administrado por vía bucal y que emprenda el camino del hígado verá disminuir considerablemente su toxicidad, mientras que si fuese introducido directamente en la sangre conservaría toda su fuerza tóxica. Sin embargo no hay que olvidar que esta manera de obrar puede agotar el hígado rápidamente e incluso provocar la destrucción de las células hepáticas.

Cuando se habla de desechos o de toxinas, de venenos como la nicotina o la cafeína, se debe saber también que corresponde al hígado trasformar, fijar o eliminar todos estos venenos.

El organismo no puede utilizar las grasas si no han sido primero emulsionadas por la bilis.

El ácido úrico, después de haber sido trasformado en urea, será evacuado en la orina gracias al hígado y a sus secreciones. Lo mismo ocurre con las sales amoniacales y los ácidos aminados excedentarios, que correrían el riesgo de devenir peligrosos para el organismo y de no ser trasformados y eliminados causarían grandes problemas.

Muchas crisis de reumatismo, de asma o de urticaria son debidas a la deficiencia de las funciones hepáticas.

Si el hígado funciona mal, la defensa del organismo es débil. Es entonces cuando una parte de las sustancias tóxicas absorbidas pasa directamente a la sangre. Los órganos y los centros nerviosos son entonces revueltos y se puede asistir a todos los trastornos.

Es pues muy importante que el hígado esté en buena salud y funcione bien, sin lo cual sería todo el organismo el que padecería por sus deficiencias.

Los prótidos

El organismo necesita proteínas, o prótidos. Pero no pueden ser asimiladas tal cual. Deben ser convenientemente desintegradas. Por otra parte, su trasformación produce necesariamente desechos que deben ser eliminados.

Lo que se llama albúmina constitutiva del cuerpo humano proviene de las albúminas alimentarias degradadas por la bilis del hígado. Entonces son almacenadas por el hígado. Si una hemorragia provocara una disminución de la tasa de las proteínas en la sangre, el hígado estaría, pues, en situación de reaccionar rápidamente y de restablecer el equilibrio necesario.

Si las albúminas son mal trasformadas mientras que el hígado es deficiente, algunos venenos pasarán entonces a la sangre y provocarán trastornos humorales.

La función hematopoyética

El hígado puede frenar una tendencia a la hemofilia o una tendencia a la excesiva coagulación. No fabrica directamente los glóbulos sanguíneos, pero regulariza el tenor del hierro en éstos así como el índice de coagulabilidad de la sangre. Es lo que lo hace propio para frenar o detener las tendencias que hemos mencionado más arriba.

Se sabe que cuando el organismo debe defenderse, debe fabricar glóbulos blancos. Es entonces el hígado el que proporciona las proteínas necesarias para este fin.

El hígado debe almacenar un cierto número de sustancias para llenar bien sus funciones. Si está repleto se ve incapaz de llenar esta función de almacenamiento. Por otra parte, si es insuficiente, será incapaz de trasformar las sustancias que habrá almacenado. La cirrosis tendrá las mismas consecuencias. El resultado claro de este mal funcionamiento es la anemia.

A veces se trata la anemia con hígado animal. Pero es un tratamiento que, las más de las veces, aporta más mal que bien a causa de las toxinas que se hallan en el hígado mismo del animal y que el sujeto en tratamiento será incapaz de eliminar. Si se quiere verdaderamente obtener un resultado satisfactorio es preciso primero restablecer las funciones normales.

Si el hígado asegura la coagulabilidad de la sangre, es también gracias a la intervención de una secreción hepática que asegura su fluidez, sin la cual se coagularía dentro de los vasos. Estas dos funciones parecen contrarias, pero de hecho no son sino complementarias y proceden ambas del mismo principio.

La función hormonal

El hígado produce evidentemente sus propias hormonas. Pero todavía no se conoce bien este papel. Mas asegura igualmente la trasformación de las hormonas esteroides (sobre todo sexuales). Reglamenta, por otra parte, la producción de foliculina. Ahora bien, tanto la insuficiencia como el exceso de foliculina son un factor de trastornos orgánicos cuyos síntomas pueden ser la angustia y la hipersensibilidad.

La función hormonal del hígado no puede pues ser descuidada si no se quieren sufrir malas consecuencias.

La función enzimática y vitamínica

Ya se ha subrayado que el hígado era una especie de almacén donde se encuentran toda clase de sustancias que están, por así decirlo, almacenadas en él. Es el caso de gran número de enzimas y de vitaminas, especialmente la vitamina A, elaboradas y almacenadas en el hígado.

Es también el hígado el que tiene la propiedad de trasformar en vitamina A el caroteno. Es también el que secreta las *harmozonas* (sustancias que sirven para los intercambios nutritivos, para el mantenimiento del medio interior y de las formas del cuerpo).

La función de regulación

Las funciones de regulación del hígado son numerosas e importantes. Ya hemos mencionado una de ellas: la producción de los estrógenos.

No podemos ignorar el papel que juega igualmente en los diferentes metabolismos: interviene en la síntesis de los prótidos, en la regulación de los hidratos de carbono, en el metabolismo de los lípidos.

El hígado regulariza el tenor del hierro en los glóbulos sanguíneos.

La temperatura interna del organismo debe ser constante. El hígado contribuye también a esta regulación.

Si ocurre a veces que la congestión se manifiesta en ciertas partes del organismo, el hígado, asegurando la concentración de la sangre, interviene entonces como regulador de la circulación.

Algunas sustancias son necesarias al organismo, pero si exceden una cierta tasa de concentración pueden devenir nocivas. El hígado vendrá entonces a eliminar su exceso.

Lo mismo ocurre con el colesterol, necesario al organismo, pero que a veces se acumula en excesiva cantidad. El hígado lo reparte según las necesidades y neutraliza el exceso.

Si la tasa de concentración en la sangre de los ácidos aminados es demasiado grande, devienen un peligro porque se comportan entonces como un veneno. Es el hígado también el encargado de su regulación.

Todas las sustancias son, pues, útiles o no según que el hígado las utilice bien o no. Por eso, un mal funcionamiento de este órgano puede producir trastornos graves.

Cuando se come demasiado, el hígado trasforma en venenos como la urea las sustancias excedentarias. Si la evacuación no se hace bien porque el hígado funciona mal, todo el organismo corre el riesgo de ser intoxicado.

Si el hígado es deficiente de manera permanente, se asistirá a un descenso de la temperatura media interna. Si funciona demasiado o si está congestionado, se asistirá al fenómeno contrario. Si funciona perfectamente, se puede soportar bastante más fácilmente importantes variaciones de la temperatura ambiente.

Las funciones de regulación del hígado tienen, pues, una importancia capital en el buen funcionamiento de todo el organismo.

Podemos, de entrada, sin entrar sin embargo todavía en el tratamiento de las enfermedades del hígado y de la vesícula biliar, indicar que uno de los tratamientos más eficaces y más seguros de los problemas hepáticos es la aplicación de la bolsa de agua caliente sobre el hígado por la noche al acostarse. Es una práctica que puede ser cotidiana y que tendrá un efecto considerable de estímulo de las funciones hepáticas y de descongestión. Esta sencilla costumbre evitará a menudo al hígado males más serios.

TRASTORNOS
DE LA VESÍCULA BILIAR

Hemos visto que el hígado viene a ser el «puesto de mando» del metabolismo: controla el aparato digestivo, la sangre, la eliminación urinaria, la producción de hormonas y la lucha antiinfecciosa.

La vesícula biliar está adosada a la parte inferior del hígado, con el cual se une por medio de conductos que también la ligan al duodeno, primera porción del intestino delgado.

La función principal de la vesícula es almacenar la *bilis*, líquido de sabor muy amargo, de color amarillo verdoso, indispensable para emulsionar y digerir las grasas. La bilis es secretada gota a gota y continuamente por el hígado.

Durante la comida, una hormona que proviene del intestino delgado excita la vesícula biliar, cuyas paredes musculares se contraen. Se abre una válvula en el duodeno y la bilis pasa a mezclarse con la masa de alimentos en estado de ser digeridos. Con ayuda de las enzimas pancreáticas, emulsiona y saponifica las grasas de modo que éstas, reducidas a gotitas microscópicas, puedan ser absorbidas, pasar al torrente sanguíneo y distribuirse por todo el organismo.

Un órgano delicado

Toda máquina tiene sus puntos débiles. No es una excepción la más compleja, la más extraordinaria de todas: el organismo humano. Un órgano donde frecuentemente se producen trastornos es la pequeña bolsa azul brillante, en forma de pera (fig. 3), situada en la parte superior y derecha del abdomen: *la vesícula biliar*, punto débil del organismo. Esta bolsita, de aspecto inocente, puede causar muy diversos males y dolores extraordinariamente agudos.

Nadie sabe con certeza por qué la vesícula biliar es tan delicada. En ocasiones, sus dificultades tienen origen hormonal; durante el embarazo, por ejemplo, el vaciamiento de la vesícula puede ser defectuoso y producir trastornos digestivos.

En circunstancias normales, la vesícula concentra la bilis, extrayéndole el agua, y la reduce aproximadamente a una sexta parte de su volumen original; pero hay ocasiones en que el proceso avanza demasiado y entonces, la bilis, excesivamente concentrada, produce irritación; las paredes y los canales del órgano se inflaman y queda abierto el camino a la invasión bacteriana.

Infección de la vesícula biliar

La infección de la vesícula puede extenderse a otros órganos. Además, si no se domina a tiempo, las paredes de la vesícula, gravemente inflamadas, corren el peligro de gangrenarse y romperse y vaciar su contenido en la cavidad abdominal. Tal accidente ocasiona a veces la *peritonitis*, en ocasiones mortal. En un caso de tal gravedad, puede salvarse la vida del enfermo con una intervención quirúrgica, generalmente extirpando la vesícula biliar infectada. Afortunadamente, una vez extirpada la vesícula, la bilis puede pasar directamente del hígado al duodeno por el conducto principal, si no hay obstrucción, sin que se alteren las funciones normales.

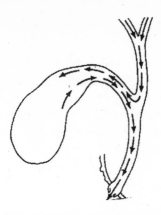

Fig. 3. Vesícula biliar y flujo normal de la bilis.

Cálculos biliares

Con más frecuencia, los trastornos de la vesícula son producidos por cálculos. Los investigadores no saben a ciencia cierta cómo ni por qué se forman éstos. Muchos sostienen, con bastante fundamento, que cuando la bilis se concentra demasiado en la vesícula, sus constituyentes comienzan a cristalizar. Este proceso puede resumirse así: la bilis se sedimenta, el sedimento forma arenillas y éstas, cálculos,

Los cálculos biliares se presentan en todas las edades, pero son más frecuentes en las personas mayores. Aparecen más a menudo en las mujeres que en los hombres.

Los cálculos pueden ser diminutos y hallarse por centenares, o bien puede haber uno solo, tan grande como un huevo de gallina. Están formados por tres materiales principales: calcio, colesterol y pigmentos biliares.

En términos generales, los cálculos voluminosos causan menos molestias que los de tamaño mediano. Siendo demasiado grandes para entrar en un canal, pueden permanecer durante años sin ocasionar molestias. Por otra parte, los muy pequeños

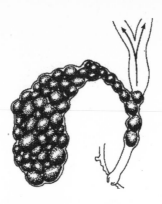

Fig. 4. Vesícula biliar repleta de cálculos. Algunos obstruyen el canal colédoco y rechazan la bilis hacia el hígado. Se impone la extirpación quirúrgica.

se deslizan sin dificultad por el conducto hasta el intestino. Son, pues, los medianos los que producen mayores trastornos al ser suficientemente grandes para obstruir los canales, cuyo calibre es similar al de las pajas que sirven para tomar refrescos.

La obstrucción produce a menudo síntomas diferentes. Por ejemplo, cuando se obstruye el canal colédoco (fig. 4), la bilis se acumula en el hígado que, para deshacerse de ella, la deja pasar a la corriente sanguínea, que la distribuye por todo el cuerpo produciendo la ictericia.

El aceite de oliva favorece el flujo de la bilis, pero no puede disolver los cálculos. En el tubo digestivo, el aceite de oliva reacciona con los álcalis y produce pequeñas bolas de jabón. Hay personas crédulas que confunden estas bolas con fragmentos de cálculos, pero no lo son. Incluso se ha intentado destruir los cálculos con ondas ultrasónicas, sin éxito.

BILIOSIDAD

El ataque de «biliosidad» o «derrame de bilis» es una afección frecuente entre las personas cuyo hígado no funciona perfectamente, pero sería un error creer que siempre es debido a los cálculos biliares. A veces puede determinarlo el estreñimiento.

En aquellos tiempos en que se acostumbraba culpar al padre de arrojar las cenizas sobre la alfombra, la bilis jugaba una parte muy importante en las enfermedades de la generación. Cuando se había bebido demasiado, o comido en exceso, las molestias gástricas que seguían se denominaban eufónicamente «biliosidad», en la creencia de que, por una serie de circunstancias muy lejos de su control, la persona había almacenado demasiada bilis en su hígado y vesícula biliar. Cuán ingenuo es esto podrán comprobarlo cuando les diga que esas personas, por lo general, estaban muy estreñidas al ocurrir el ataque.

La «biliosidad», como una simple explicación del simple estreñimiento persiste, aunque por regla general, comemos con más sentido que nuestros predecesores. El dolor de cabeza que acompaña al ataque de biliosidad, se dice que da la sensación de «romper» la cabeza, y mientras dura, uno siente vértigos. Si se presentan vómitos, es probable que sean violentos, y al par que se vacía el estómago, se elimina una pequeña cantidad de bilis, proveniente del conducto hepático. Ésta se mezcla con el contenido del estómago, dándole un color verde y un gusto más amargo. La cantidad de bilis presente entonces es por lo general muy pequeña, pero su gusto intensamente amargo y la propiedad de que pequeña parte de ella es capaz de colorear una gran cantidad de líquido, nos hace pensar que la cantidad vomitada es grande.

Remedios para la bilis

No hace falta decir que mientras se desarrolla el ataque y mientras progresa, hay una completa pérdida del apetito junto con dolor de cabeza y sensación de vértigo que aumenta rápidamente. Un poco más tarde se presentan en la boca las llamadas «ampollitas de fiebre» y «llagas». Con todo, la molestia es real y el deseo de alivio grande.

Esto lo han reconocido muchos comerciantes, que aprovechan la oportunidad para recetar «por anuncios» el remedio particular que venden. Ya sean píldoras para el dolor de cabeza, tabletas para dispepsia o sales contra los «enemigos internos», en ello no hay diferencia. En lugar de tratar de «despertar la bilis», como sugieren los medicamentos patentados, sería mejor despertar su inteligencia hacia ciertas posibilidades reales cuando se vea atacado de lo que generalmente se denomina «biliosidad». Considere lo siguiente cuando alguien le sugiere que conoce el remedio «para eso».

El hecho es que su ataque «bilioso» puede ser la advertencia de un apéndice inflamado, y aun en ausencia de dolor abdominal, deberá tenerse mucho cuidado en el asunto de «desentumecer los sentidos» y «tomar una purga». Esto se aplica igualmente al antiguo remedio de la abuela: una dosis de calomel seguida a la mañana por sales, que acostumbraba ser el resorte de los médicos de hace muchos años. La razón por la que los médicos abandonaron esas medidas, y la razón por la cual usted también debería hacerlo, es que el examen de muchos casos nos ha enseñado que la mayoría de las muertes por perforación y apendicitis se produjeron por haber tomado una «purga activa» cuando comenzó la molestia.

Lo que usted debe hacer

Para actuar con seguridad, cuando se sienta usted objeto de uno de esos ataques biliosos, por boca ingiera únicamente agua. Luego dese un enema de un litro de agua tibia. Si no se obtienen resultados, puede repetirse la maniobra. Se sorprenderá del alivio apreciable y rápido que por lo general esto proporciona. Si persiste la molestia y continúa el dolor de cabeza después de haber empleado estas simples medidas, lo mejor es pedir la recomendación del médico después de haberse examinado.

Los ataques biliosos se consideran a menudo como indicación de cálculos biliares o molestias de la vejiga. Lo cierto es que en la mayoría de los casos no está presente esa molestia.

Si una persona es verdaderamente biliosa, significando con este término la existencia de una cantidad excesiva de bilis en el sistema hepático, el hecho se hará evidente por un matiz amarillento en el blanco de los ojos. La piel de todo el cuerpo muestra tintes de amarillo. Este estado requiere el consejo médico y una acción rápida, ya que la causa básica es por lo general bastante seria como para hacer de la medicación propia un experimento peligroso.

CÁLCULOS BILIARES

Hemos visto que el hígado fabrica un líquido llamado la bilis, el cual sale de éste por un conducto llamado *conducto hepático*. Este último tiene comunicación con una «bolsita» que es la *vesícula biliar*, por intermedio de un conducto llamado *cístico*. A la continuación del canal hepático, después de su unión con el cístico, se lo denomina *colédoco*, y va éste a desembocar en la primera porción del intestino delgado, a pocos centímetros de la salida del estómago, en el duodeno (*véase* fig. 2).

La *bilis*, como hemos visto, es un líquido que contiene una sustancia que se encarga, junto con otra similar, segregada por una glándula llamada el páncreas, de trasformar las sustancias grasas para que puedan ser absorbidas por el intestino y de ahí pasar a la sangre y ser útiles a las necesidades del organismo. Además, arroja al exterior, a través del intestino, una serie de otros cuerpos, sales, pigmentos, entre ellos el *colesterol*, que, como veremos luego, desempeña un papel sumamente importante en la formación de los cálculos o piedras de la vesícula biliar.

Esta bilis, con su sustancia o «fermento» digestivo, se fabrica todo el día, pero no se utiliza más que en el momento en que los alimentos pasan del estómago a la primera parte del intestino. Allí, las sustancias alimenticias, que ya han sufrido la acción de la saliva y del jugo segregado por el estómago, se mezclan íntimamente con el jugo del páncreas y la bilis. Vemos, pues, que solamente en ese momento se necesita la bilis.

La vesícula biliar desempeña el papel de un depósito, donde la bilis se acumula durante el intervalo de tiempo que trascurre entre una comida y otra. Cuando los alimentos llegan al duodeno, se abre una valvulita que cierra la desembocadura del conducto colédoco en éste; la vesícula, entonces, sufre una contracción y vacía todo su contenido.

Origen de los cálculos

Dijimos que la bilis llevaba entre otras sustancias, una llamada el *colesterol*. Normalmente, existe en la sangre en cantidad de 1,50 ‰, y de allí pasa a la bilis. A mayor cantidad de colesterol en la sangre, mayor cantidad pasa a la bilis y viceversa. El organismo saca el colesterol, en parte, de los alimentos que ingiere, y, en parte, de sus propias trasformaciones orgánicas.

Los alimentos que contienen más colesterol son, tomando por base mil gramos de sustancia fresca:

Sesos de ternera	20,00	g
Yema de huevo	20,00	g
Mantequilla	4,00	g
Riñones de ternera	3,50	g
Hígado de ternera	2,50	g
Carne de cordero	0,80	g
Carne de ternera	0,60	g
Leche de vaca	0,20	g

Se ha demostrado, alimentando perros con sustancias ricas en colesterol, que aumentaba la proporción de éste en la sangre, pudiendo llegar hasta el 2‰, y otro hecho muy importante es que la ingestión de alimentos grasos (aun teniendo poco colesterol) también lo hace aumentar. Es como si las grasas abrieran el camino al colesterol.

En circunstancias normales, este aumento del colesterol en la sangre es pasajero, y el hígado se encarga de eliminar por la bilis el que hubiera en exceso. Esta eliminación se hace de dos formas: directamente, es decir, se elimina por la bilis, como colesterol en suspensión, o previa trasformación en un ácido que serviría para solubilizar la otra porción.

Cómo se forman los cálculos

Cuando por una causa cualquiera el hígado se ve perturbado en su funcionamiento, se alteraría este mecanismo de eliminación, y faltando dicho ácido, el colesterol, que ya dijimos que estaba en suspensión, es decir, bajo la forma de pequeñísimas gotitas, se precipitaría dando lugar a la formación de los cálculos.

Esta formación se ve favorecida por cualquier obstáculo que se produzca al libre paso de la bilis al intestino. De ahí que cuando una inflamación, ya sea de la vesícula o de los conductos excretores, obstruye la luz de éstos, se ve también favorecida la producción de cálculos.

En esta enfermedad hay que tener en cuenta otro factor, una idiosincrasia especial, generalmente familiar, cuyo mecanismo no sabemos explicarnos bien, pero que se comprueba con mucha frecuencia.

Todo el mundo sabe que hay familias de enfermos del hígado (calculosos o no), y que esta predisposición es mayor en las mujeres que en los hombres. En estos últimos, en efecto, son muy escasas las observaciones de enfermos de litiasis. En cambio padecen con más frecuencia de úlceras del estómago.

Esta mejor predisposición de las mujeres tiene su explicación. La cantidad de colesterol en la sangre aumenta normalmente durante la menstruación y el embarazo. Es fácil comprender, pues, que la mujer está más fácilmente expuesta a padecer de litiasis biliar.

Las estadísticas muestran que los cálculos biliares han aumentado considerablemente en los últimos tiempos. El desarrollo creciente de la civilización ha apartado demasiado al hombre de la vida natural y ha traído una alimentación y género de vida sumamente artificiales, el abuso de las carnes y de los huevos, la nerviosidad, etc. (factores que favorecen la aparición de esta enfermedad). En Norteamérica, por ejemplo, un ciudadano de cada tres tiene piedras de la bilis; en cambio, en el Indostán, pueblo casi vegetariano, de cada treinta personas sólo hay una que tenga cálculos biliares.

Favorecen la aparición de cálculos la alimentación excesiva, rica en grasas y colesterol, pobre en hidratos de carbono, vitaminas y minerales, la fatiga mental, las preocupaciones y demás factores derivados de la vida antinatural moderna en conjunto. La litiasis biliar es más frecuente en las clases acomodadas y en las intelectuales que entre obreros y gente de vida activa y sin grandes preocupaciones ni inquietudes interiores. La influencia de las emociones es indiscutible.

Síntomas de la enfermedad

Los síntomas por los cuales se exterioriza la enfermedad son muy variables. Unos son producidos por la presencia de los cálculos y otros debidos al mal estado de funcionamiento del hígado.

Entre los primeros, es decir, los debidos al cálculo mismo, el principal es el cólico hepático. Éste se caracteriza por el dolor, casi siempre intenso, por debajo de las costillas, en el lado derecho o en la «boca del estómago», que se corre hacia atrás, en la espalda y en ocasiones al hombro del mismo lado. Casi siempre se acompaña de un estado nauseoso y frecuentemente de vómitos. El líquido arrojado es, generalmente, amargo, agrio, de un color amarillo, o amarillo verdoso característico. Lo que los enfermos llaman vómitos biliosos. Estos dolores duran pocos minutos, a veces horas y más raramente días, necesitando en ocasiones recurrirse a los calmantes fuertes, tal es su intensidad.

Se debe, generalmente, a que un cálculo, contenido en la vesícula, tiende a salir al intestino, al ser arrastrado por la bilis, y se enclava en alguno de los conductos o en la salida misma de la vesícula, según su tamaño.

Por lo general, el fin del cólico coincide con la expulsión de uno o más cálculos, que se pueden encontrar recogiendo las deposiciones en las horas siguientes al ataque y pasándolas por un tamiz fino bajo un chorro de agua.

De estos cálculos, cuyo asiento principal es la vesícula, por las mismas condiciones de estancamiento de la bilis, se pueden encontrar desde el grueso cálculo solitario, hasta cantidades enormes de pequeños cálculos.

Los síntomas debidos a la insuficiencia de funcionamiento hepático son más bien de orden general. Dolores de cabeza muy tenaces y rebeldes; decaimiento general, pérdida de fuerza, mal gusto en la boca y mal aliento, digestiones pesadas, lentas, coloración amarilla de la piel y de las mucosas (paladar, ojos, etc.). Los trastornos digestivos son variables, no siguen un horario fijo y no se corrigen con los medios habituales. A veces desaparecen durante una temporada sin saber por qué, y vuelven a aparecer del mismo modo. Un síntoma frecuente es el hambre dolorosa, que calma al tomar alimentos. Otras veces, durante tres o cuatro horas después de la comida, se nota el estómago repleto, sensación de peso, sueño, cansancio, oleadas de calor a la cara y frío en los miembros. Otras veces parece que falte aire. Puede haber vértigos, zumbidos en los oídos, diarrea después de comer, casi siempre en la comida del mediodía.

Es sabido también los trastornos del carácter que padecen estos enfermos; hecho ya notado por el vulgo, que cuando quiere significar que una persona es de temperamento triste, retraído, «amargado», dicen que es un «bilioso».

Muchos de estos enfermos han perdido lo que un autor ha expresado tan felizmente como «la alegría de vivir». Recalquemos, una vez más, que el enfermo del hígado es, generalmente, una persona que sufre de todo su organismo, hecho muy importante.

Tratamiento de los cálculos

No existe ningún remedio que introducido en el organismo, ya sea por ingestión, inyección o cualquier otra vía, tenga la propiedad de disolver estos cálculos. El tratamiento, en general, consiste en lograr que los cálculos se eliminen al exterior por las vías naturales.

Las curas de *expulsión de cálculos biliares* merecen gran atención por parte de los profanos y de algunos balnearios. Las concreciones que se expulsan por vía rectal después de tratamientos con aceites no son en realidad cálculos biliares, sino concreciones de jabones grasos formadas en el intestino. Puede comprobarse que se derriten bajo la acción del sol o del calor. *Los intentos de provocar la expulsión de los cálculos biliares son por completo inútiles.* Los cálculos pequeños, que pueden atravesar las vías biliares, son en general demasiado numerosos, y los cálculos solitarios son de tamaño excesivo. Las curas de aceite dan lugar a menudo a oclusiones agudas del cístico o del colédoco, que hacen precisa una operación urgente. Por el contrario, parece más lógico intentar provocar la expulsión de un cálculo en una oclusión del colédoco desarrollada inmediatamente después de un cólico biliar, terapéutica que puede intentarse antes de decidir la operación. El mejor método parece ser el lavado duodenal, alternando la solución caliente de sulfato de magnesio al 33 % y el aceite de oliva. La expulsión queda demostrada si se encuentra el cálculo en las heces. No damos más detalles al respecto, ya que corresponde única y exclusivamente al médico decidir y llevar a cabo estas intervenciones.

La base esencial de toda cura es el régimen alimenticio que, al mismo tiempo que ponga en reposo al hígado, evite la introducción o el aporte de sustancias capaces de perturbar el mecanismo regulador del colesterol.

Este régimen es mucho más preventivo que curativo. Al primer síntoma que denote una perturbación del hígado, debemos recurrir a él, para evitar la formación de cálculos.

Claro está que no debemos descuidar todas las demás causas, entre ellas las capaces de producir inflamaciones infecciosas de la vesícula y los canales excretores de la bilis, así como del hígado mismo. Igualmente en lo que se relaciona con el estreñimiento, que al aumentar la formación de productos tóxicos en el intestino, hace que éstos pasen a la sangre y vayan a ejercer su acción nociva sobre todo el organismo y en especial el hígado.

Más adelante nos ocupamos ampliamente del régimen alimenticio que, por sí solo, representa –y no exageramos lo más mínimo– el 90 % del tratamiento de todas las enfermedades del hígado y de la vesícula biliar.

Litiasis biliar crónica

Después de varios ataques de cólico hepático, la vesícula biliar se inflama e infecta por microbios. Aparecen entonces dolores casi continuos debajo de las últimas costillas del lado derecho, con períodos de calma relativa. El dolor se corre a la espalda y a la paletilla. En los momento de agravación hay fiebre de tipo ondulante (con subidas y bajadas), unas veces ictericia y otras no. A temporadas, las deposiciones son de color claro, lo que indica que un cálculo ha interrumpido el flujo de bilis al intestino De no seguir a tiempo un tratamiento eficaz, la enfermedad se complica, el enfermo se desnutre, tanto por los vómitos como por el régimen riguroso, y queda finalmente como único recurso la operación para librar al enfermo de sus sufrimientos.

Colecistectomía
(Extirpación de la vesícula biliar)

En algunos casos, por no haberse descubierto a tiempo la enfermedad, o por descuidos del enfermo, o por no haber seguido un tratamiento acertado, se llega a un estado demasiado crónico y con lesiones irreparables, en que la enfermedad, si se abandona, puede constituir un peligro mucho mayor que la operación. Tal es el caso de la litiasis biliar cuando ha llegado a un estado en que hay muchas piedras y gruesas, que no pueden salir; de la infección crónica de la vesícula biliar, la cual ha llegado a un estado que ya no funciona y, además, constituye un foco de infección peligroso para todo el cuerpo; ya por el peligro de perforación; ya por la obstrucción de las vías biliares, etc.

Para tranquilidad de los amables lectores que puedan encontrarse en este caso, diremos que ya han pasado a la historia aquellos tiempos en que toda operación de la vejiga biliar era peligrosa. Tan grandes son los avances logrados por los anestésicos modernos, por los antibióticos para luchar contra la infección, por las trasfusiones de sangre y otros medios para prevenir el colapso, así como por las nuevas técnicas operatorias, que esta intervención quirúrgica en la inmensa mayoría de los casos no ofrece peligro alguno. Llegados a esta situación extrema, podemos desechar cualquier temor o prevención.

EL CÓLICO HEPÁTICO

El cólico hepático es una crisis brutal que sobreviene sin previo aviso. Habitualmente, el paciente aparenta disfrutar de buena salud. Algunas horas antes ha efectuado con satisfacción una buena comida. Confiesa que notó un pequeño malestar, insignificante, en la boca del estómago o bajo las costillas, hacia el lado derecho, pero, ¿acaso no es normal, después de haber comido copiosamente?

De repente, todo bienestar desaparece. En el lado derecho, debajo de la caja torácica, se produce un calambre, sordo al principio, pero que en algunos minutos alcanza una intensidad verdaderamente intolerable. El enfermo se siente desgarrado despiadadamente. Le parece que su flanco va a estallar bajo la influencia de esta torsión, esta quemadura que le abate y aterroriza. Pálido, ansioso, buscando una posición que atenúe su sufrimiento, incómodo hasta la opresión y el ahogo de tan penosa que le resulta la respiración, el paciente anhela que llegue el fin de la crisis. Pero éste, con frecuencia, se hace esperar, precedido por varios recrudecimientos de todos los signos, de una agudeza capaz de arrancar gritos a los más resistentes.

Poco tiempo después de la aparición del dolor, el enfermo es preso de náuseas, generalmente acompañadas de vómitos. El estómago se vacía de su contenido alimentario, pero esto no basta para calmar sus contracciones. Los vómitos continúan, se hacen líquidos, no conteniendo más que bilis y mocos.

No hace falta decir que siempre se requiere la *asistencia del médico*, aunque el ataque parezca ser leve, pues siempre pueden surgir incidencias que sólo pueden resolver la pericia y asistencia personal del médico.

Mientras llega el médico, descanso en cama. Ayuno absoluto hasta que desaparecen el dolor, la diarrea y los vómitos. Aplicar sobre la región dolorosa amplias *compresas muy calientes* que se renovarán con frecuencia, hasta que calmen los dolores. El enfermo puede beber aguas minerales. También son convenientes las *tisanas*, por ejemplo, la infusión de hojas de boldo: 2 gramos de la planta por taza. Aquellos enfermos a quienes el aceite no les despierta náuseas, pueden usar el siguiente procedimiento que en muchos casos hace cesar los dolores y los vómitos: consiste en tomar de 100 a 150 gramos (una tacita y media o dos tacitas) de *aceite puro de oliva*, repartido en varias veces, tomando por ejemplo media tacita cada hora.

En ciertos casos que pueden inducir a error al médico, el enfermo se queja sobre todo del estómago. Más que en el cólico hepático se piensa entonces en la úlcera o incluso en la perforación gástrica. Pero examinando atentamente al enfermo se abandona esta hipótesis.

El enfermo, agotado por su sufrimiento, que no cede, exige un rápido alivio. Pero el médico no es un mago. Antes de aplicarle un medicamento apropiado ha de asegurarse de su diagnóstico, ya que lo que podría estar indicado para un cólico hepático, podría ser muy peligroso si la afección tuviera otro significado.

Diagnóstico

Este enfermo, que se revuelve sobre la cama a causa de los dolores que sufre en su vientre, pone algunos problemas a resolver antes de que se pueda llegar a la conclusión de que se trata realmente de un cólico hepático. Estos problemas sólo puede resolverlos el médico y ha de hacerlo rápidamente ya, que si el diagnóstico fuera otro se impondría una línea de conducta probablemente opuesta.

Por otra parte, si el cólico hepático traduce la afección de las vías biliares, un sufrimiento similar señala la afección de las vías urinarias, de los uréteres: el cólico nefrítico. Los uréteres son los canales que conducen la orina desde cada riñón a la vejiga. Cuando el uréter izquierdo está enfermo, el diagnóstico es más fácil, ya que no existe cólico hepático izquierdo, pero si el cólico nefrítico se produce del lado derecho, es difícil distinguirlo del cólico hepático. Si realmente las vías biliares son las causantes, al palpar la región de la vesícula se producirá un dolor a distancia hacia la espalda y el hombro. En cambio, en el cólico nefrítico, una de las señales es que el enfermo tiene alguna dificultad en orinar: el dolor desciende hacia los órganos genitales en lugar de subir hacia el tórax.

Otra enfermedad grave que a veces da dolores comparables a los del cólico hepático es la oclusión intestinal. Hay que pensar en ello en personas de cierta edad, sobre todo si su vientre aparece hinchado, si desde hace varias horas no ha habido emisión de heces ni de gases.

También hay que tener en cuenta la fiebre. Si en los cólicos hepáticos la temperatura puede mantenerse normal, la mayoría de las veces sube a 38 y hasta 40 grados. A veces se notan pequeños escalofríos. Un temblor intenso, prolongado, llegando a dar diente con diente, puede también ser un signo en favor del diagnóstico de cólico hepático.

Causas

Durante mucho tiempo se ha creído que la causa más frecuente de las crisis de cólico hepático era la presencia de cálculos, es decir, de piedras en las vías biliares. Estos obstáculos, impidiendo el flujo de la bilis desde el hígado al intestino, obligaban a las vías biliares a contraerse hasta lograr expulsar el cálculo hacia el duodeno. Y en un gran número de casos sucede así. Pero hoy se sabe que hay muchas otras causas que realizan la distensión o la contracción de las vías biliares, pudiendo desencadenar también cólicos hepáticos.

Aparte de los cálculos, otros cuerpos extraños pueden intervenir: parásitos tales como quistes hidatídicos, ascaris, tremátodos, gusanos que habitan a veces en el cuerpo humano y que sienten predilección por el hígado.

Las inflamaciones, las infecciones de la vesícula o de los canales, que los distienden o los crispan, actúan por igual. Se habla entonces de *colecistitis, coledocistitis, hipertonías biliares* o *hiperestesias.*

La sabía naturaleza se vale de los cólicos hepáticos para señalar ruidosamente algo que no va como es debido «en el interior». La señal de alarma es quizá demasiado violenta, pero por lo menos es seguro que no pasa desapercibida. Al paciente le corresponde sacar las consecuencias de ello, a lo que indudablemente puede ayudarle el médico.

Tratamiento

El cólico puede terminar en unos segundos o persistir durante una hora o más, acompañado de náuseas, sudores profusos y trastornos respiratorios. Mientras dura la crisis, poco es lo que puede hacer el médico. Como no es posible suministrar ninguna sustancia por vía bucal, ya que sería rechazada, aparte de los remedios heroicos como determinadas inyecciones para atenuar los vivos dolores y el espasmo de las vías biliares y sus conductos, lo único que se recomienda es aplicar una cataplasma caliente sobre la región vesicular. Durante las horas que siguen a la crisis, deberán conservarse la orina y las heces del enfermo, a fin de que puedan ser examinadas como ayuda para detectar la causa de la crisis.

El hecho de que finalmente se calme el dolor no significa que el paciente pueda ya volver al modo de vida anterior. Ha de tenerse en cuenta que el cólico hepático no es una enfermedad, sino un signo de diversas enfermedades, más o menos serias.

Pasado el ataque, hay dos puntos en que deberá procederse gradualmente: la alimentación y el reposo. En los días siguientes al cólico hepático, irán introduciéndose los alimentos por este orden: zumos de frutas, caldos vegetales, patatas hervidas, arroz hervido, purés de cereales, etc. En cuanto al reposo, no se debe abandonar la cama al día siguiente de terminado el cólico. Se guardará cama todavía un par de días. Luego el enfermo podrá levantarse unas horas, etc. Se evitarán, desde luego, fatigas, esfuerzos y, sobre todo, sacudidas y trepidaciones.

Examen médico después de la crisis

El médico, que habrá de visitar al enfermo en los días que siguen al cólico hepático, tratará de averiguar su pasado: crisis padecidas, lengua sucia permanente, náuseas frecuentes, vértigos matinales, diarreas, digestiones difíciles con somnolencia y dolor de cabeza, intolerancia más o menos acentuada por huevos y grasas. Las pacientes cuya vesícula biliar es frágil suelen ser mujeres que han tenido varios embarazos o antiguas víctimas de fiebre tifoidea.

El examen del paciente es más fácil después de la crisis ya que, al ser menos dolorosa la palpación, permite poner en evidencia las regiones sensibles, incluso a distancia de la zona vesicular. El cólico hepático puede dificultar intensamente el tránsito normal de la bilis haciendo que aparezcan algunos signos discretos de ictericia. Si la fiebre persiste después de la crisis, hay que sospechar una infección. En este caso, hay que tomarla y anotarla mañana y tarde.

En caso de diagnóstico difícil, puede recurrirse a la coleciscopia. Consiste en introducir mediante una pequeña incisión en la piel un delgado tubo en el vientre, tubo provisto de un sistema óptico que ilumina y permite ver directamente el estado del hígado, de la vesícula y de los canales biliares.

Algunos exámenes de laboratorio permitirán un balance indispensable: lavado y tamizado de las heces en busca de cálculos expulsados desde las vías biliares al intestino; búsqueda de sales y de pigmentos biliares en la orina; recuento del número de glóbulos blancos en la sangre, sabiendo que un aumento puede significar una infección asociada. Desde un lapso variable de varios días a algunas semanas, se contemplarán estos exámenes mediante una radiografía de la vesícula biliar utilizando una técnica especial que permita hacer opacos los canales y la propia vesícula. Un cálculo eventual se dibuja entonces de una manera precisa e indiscutible. Un sondaje duodenal puede también aportar valiosa información.

En los días que siguen a la crisis, hay que tratar la vesícula sin sacudirla: nada de medicamentos enérgicos, sino por el contrario, calmantes, antiespasmódicos y desinfectantes suaves. El régimen alimentario debe ser riguroso. Durante un par de días, algunas verduras hervidas, alguna fruta cocida, un poco de leche descremada si el enfermo la soporta bien. Nada de grasas, ni crema de leche o nata, ni huevos.

Si se comprueba que un cálculo obstruye los canales, hay que decidir si se opera o no. Varias consideraciones influyen sobre esta decisión: por ejemplo, intensidad del dolor, frecuencia de las crisis y edad del enfermo. La cirugía de las vías biliares puede ser asunto peligroso para personas mayores de sesenta años. A principios de este siglo, era frecuente que la operación de la vesícula biliar no alcanzara buen éxito, por la imperfección de las técnicas existentes, el peligro de infección y los riesgos de la anestesia. Se consideraba una proporción razonable la muerte de un enfermo de cada diecisiete. En la actualidad, esta operación, si la hace un cirujano competente, es una de las más seguras entre las intervenciones importantes, excepto cuando se operan vesículas biliares con infecciones agudas.

La operación dura aproximadamente una hora. Para el cirujano hábil, la extirpación de la vesícula biliar propiamente dicha no presenta problemas especiales. La búsqueda de cálculos en los canales es un poco más difícil. El cirujano puede explorarlos mediante una sonda, pero es mejor inyectar un líquido opaco en los canales biliares y luego tomar una radiografía mientras el paciente está todavía en la mesa de operaciones.

Es necesario, en ocasiones, extirpar una porción del conducto obstruido y suturar los extremos abiertos para unirlos. Sin embargo, a menudo la obstrucción es tan grande que la unión se hace imposible. Hay varias soluciones, entre ellas la de subir un asa intestinal, hacer una nueva abertura y unirla al muñón del conducto.

Después de la operación satisfactoria, la mayoría de los enfermos recuperan un funcionamiento digestivo normal.

Molestias tras la extirpación de la vesícula biliar

Los trastornos posteriores a una colecistectomía, que en muchos casos se refieren erróneamente a la operación, pueden obedecer a distintas causas:

- *Trastornos preexistentes*, que no se diagnostican o se interpretaron erróneamente. Puede tratarse de trastornos neuróticos, de una distonía vegetativa, de un colon irritable, de una gastritis o de una pancreopatía crónicas, de una hernia del hiato esofágico, de una alergia gastrointestinal, de una enfermedad coronaria o de una nefrolitiasis derecha. El tratamiento depende del diagnóstico que se establece, por desgracia tarde.

- Existencia de un *cálculo coledociano*, que se encuentra en el 15 % de las litiasis biliares, y en el 40 % de las colecistitis agudas. No es rara la existencia de cálculos en el colédoco de pacientes que no presentan litiasis en la vesícula biliar. El tratamiento consistirá, naturalmente, en la extracción operatoria del cálculo coledociano.

- Una estenosis orgánica de la papila, o sea, una *papilitis estenosante*, que existía en la mayoría de los casos antes de la colecistectomía y era probablemente la causa que favorecía el desarrollo de los cálculos y la hipertensión del sistema biliar. Cuando provoque dolores o estasis biliar (elevación de la concentración sérica de fosfatasas alcalinas, hiperbilirrubinemia, brotes de colangitis, pancreatitis), será tributaria de una sección operatoria del esfínter o de una anastomosis (comunicación entre dos órganos tubulares) biliodigestiva.

- Los trastornos debidos a la desaparición de la *función vesicular* son poco frecuentes y en general de escasa importancia. Pueden consistir en una discreta intolerancia a las grasas con sensación de opresión, malestar y en algunos casos diarreas muy abundantes en grasas después de comidas.

AFECCIONES DE LA VESÍCULA BILIAR SIN CÁLCULOS

Aproximadamente en el 50 % de los pacientes que sufren *cole-cistopatías* (afecciones de la vesícula biliar) características es imposible demostrar radiográficamente la presencia de cálculos biliares. No obstante, debe recordarse que la mejor exploración radiográfica puede fracasar en el diagnóstico de un cálculo cístico o papilar. Si no existen cálculos, los trastornos serán provocados por una colecistitis (inflamación de la vesícula biliar) crónica, por trastornos de vaciado o por una sensibilidad excesiva que hace dolorosas las presiones fisiológicas de las vías biliares.

Colecistitis aguda

Se desarrolla generalmente como consecuencia de una *oclusión aguda del cístico* (excretorio de la vesícula biliar que se continúa con el colédoco), casi siempre por un cálculo, y más raramente en el curso de una *colangitis* (inflamación de los conductos biliares) ascendente por oclusión papilar. Se trata, en principio, de un proceso abacteriano. Generalmente, se recomienda la operación precoz, que se justifica por el hecho de que una *colelitiasis* (formación o presencia de cálculos biliares) que da lugar a una colecistitis aguda seguirá provocando molestias y deberá ser operada más pronto o más tarde. La operación precoz disminuye, pues, el tiempo de hospitalización. Por otra parte, la operación hace desaparecer los peligros que plantea el imprevisible curso de una colecistitis aguda. Asimismo, practicada en la fase precoz de la inflamación, la *colecistectomía* (ablación de la vesícula biliar) es técnicamente más simple de lo que será unas semanas más tarde, cuando se hayan producido adherencias extensas.

Los que defienden el tratamiento conservador oponen a estos argumentos que la mayoría de las colecistitis agudas curan en el plazo de pocos días, y que existen realmente pacientes que nunca más sufren trastornos. Indican que el 40 % de los pacientes que desarrollan una colecistitis aguda presentan cálculos coledocianos que no pueden extraerse en el curso de la operación precoz, ya que se realiza en una reglón inflamada. Estos cálculos pueden después provocar complicaciones y obligar a intervenir.

No existe una solución que pueda resolver todos los casos. Es indudable que siempre deberá hospitalizarse al paciente. Si no se desarrolla un cuadro peritonítico que haga temer una perforación a breve plazo, el tratamiento será conservador: reposo en cama, aplicación de una bolsa de hielo y dieta absoluta mientras existan náuseas; por otra parte, administración de líquidos, electrólitos y glucosa o fructosa por perfusión endovenosa. Para combatir el dolor, el médico administrará analgésicos, y asimismo procederá a la administración profiláctica de antibióticos. Si en el plazo de 48 horas los trastornos y los signos inflamatorios no remiten, o bien aparecen signos de irritación peritoneal, está indicada la operación.

Colecistitis crónica

La colecistitis crónica puede iniciarse con los caracteres de cronicidad desde un principio o puede surgir después de varios ataques de colecistitis aguda. El cuadro clínico de la colecistitis crónica es el siguiente: dolorimiento constante a la palpación en el punto colecístico; frecuentes crisis dolorosas de intensidad variable que pueden alcanzar el verdadero *cólico hepático*; trastornos de la digestión (náuseas, vómito, acidez, pirosis gástrica posprandial, digestiones laboriosas) y de la defecación (estreñimiento de tipo espástico); ligera coloración amarillenta de la esclerótica ocular y de la piel (ictericia leve o subictericia); febrícula, aunque no constante.

Como *tratamiento*, el médico dispondrá la administración de *colagogos* (boldo, ruibarbo, sulfato de magnesio, aceite de oliva, etc.), antisépticos de las vías biliares, etc. Están también indicados los fangos (arcilla), las aplicaciones de diatermia y las aguas minerales (Mondariz, Caldas de Malavella, Marmolejo, Cestona, Vailfogona, Sant Hilari, etc.). Todo tratamiento colagogo debe iniciarse en dosis bajas, dado que la respuesta individual es muy variada y las contracciones bruscas pueden ser dolorosas.

En las mujeres, es frecuente observar relaciones entre los trastornos biliares y el ciclo menstrual. Los síntomas biliares aparecen sobre todo asociados a un síndrome premenstrual (tumefacción mamaria, dolores del hemiabdomen inferior y la región sacra, irritabilidad nerviosa y aumento de peso por retención de agua).

El estado general y la actitud psíquica influyen de modo considerable sobre el estado de un paciente con una colecistopatía, es decir, una afección de la vesícula biliar crónica. Se impone, pues, tener en cuenta estos factores junto a la dieta y a la medicación. Las curas en balnearios desarrollan a menudo una acción favorable, pero su resultado es tan imprevisible como la evolución de los trastornos. Si éstos se mantienen a lo largo de años, con los característicos síntomas de una colecistopatía, y quedan por otra parte estrictamente limitados a la región vesicular, se plantea el problema de la indicación operatoria, incluso no existiendo datos objetivos.

RÉGIMEN ALIMENTARIO

El régimen cárneo
y el régimen vegetariano

Para unos, el régimen cárneo es el régimen de fuerza, y manifiestan el más absoluto desprecio hacia los regímenes lácteo y vegetariano, que juzgan debilitantes.

Para otros, vegetarianos apasionados, la carne es un alimento excitante, productor exagerado de ácido úrico, y fácilmente tóxico; al contrario, los cuerpos grasos y el régimen vegetariano son los generadores de la fuerza muscular y los productores del calor animal.

A pesar de todos los argumentos presentados por una y otra parte, teorías tan excesivas deben ser consideradas como prejuicios; tratemos de sacar de ellas la parte de verdad que sin duda tienen, para poner al enfermo al abrigo de errores alimentarios más o menos peligrosos.

La verdad acostumbra a estar siempre en el justo medio; por eso nosotros huimos de todo dogmatismo y procuramos ser lo más eclécticos posible. Es así que el *régimen mixto* se nos antoja el mejor, el más variado; y el hombre, de una manera general, pueden permanecer omnívoro, *a condición*, sin embargo, *de dar a los alimentos vegetales un espacio muchísimo mayor* que a la alimentación cárnea, y de *suprimir ésta totalmente a la menor contraindicación* por razón de enfermedad.

La carne en dosis moderada es bien tolerada y ofrece incluso algunas ventajas: proporciona al organismo los albuminoides que necesita, estimula las funciones digestivas, cardíaca y tal vez cerebral: pero su abuso contribuye a la diatesis artrítica y conduce a la gota y a la litiasis renal; *el régimen carnívoro estricto conduce rápidamente a desastres.*

Debemos, pues, enfrentarnos al prejuicio tan extendido de que la carne sea el objetivo de una buena alimentación. La impresión de vigor y de bienestar, el estímulo que su ingestión procura, hacen que sea cada vez más buscada; y vemos ciertos enfermos que se figuran morir de hambre si no tienen una cantidad importante de carne a cada comida. Ahora bien, es preciso que los enfermos, a quienes el régimen vegetariano se impone con rigor, por un tiempo más o menos largo, sepan que *se puede vivir muy bien sin carne.*

El *régimen vegetariano*, en efecto, es por sí solo suficiente para mantener la vida; *no es tóxico* y halla sus indicaciones precisas en gran número de enfermedades. *A condición de hacerlo apetitoso*, se hallará con él, tan bien como con la carne, la acción excitante por simple contacto.

Una fórmula que se adapta perfectamente casi a todos es la siguiente: frutívoro por la mañana, carnívoro al mediodía, vegetariano por la tarde, sin que «carnívoro al mediodía» sea tomado en un sentido estricto, pues la comida del mediodía no se compone únicamente de carne, ni muchísimo menos.

Errores alimentarios

Abuso de la pastelería. Desde el punto de vista digestivo, son perfectamente aceptables los productos secos: galletas, bizcochos, etc. Son en cambio decididamente perjudiciales los pasteles grasos, pesados, hojaldrados, los helados, etc., que contienen grasa, mantequilla, huevos de calidad dudosa.

Abuso de la confitería, del azúcar, de los platos demasiados endulzados. Tomado en exceso, el azúcar es irritante para las vías digestivas; provoca la acidificación de los humores y la desmineralización del organismo.

Abuso de los alimentos cocidos e insuficiencia de alimentos crudos (como las ensaladas, las frutas frescas), abuso de alimentos de conserva, de alimentos esterilizados, de harinas preparadas.

Abuso de alimentos ácidos, que son desmineralizantes de primer orden; abuso del vinagre, abuso de los frutos verdes.

Abuso de las grasas, sobre todo de las grasas indigestas: manteca de cerdo, salsas grasas. Los mejores cuerpos grasos son el aceite de oliva, la mantequilla y la nata.

Abuso de las carnes grasas (pato, oca, *foie-gras*, charcutería, cerdo, despojos), y de los pescados azules (arenque, atún, sardina, anguila).

Abuso de carnes negras (caza, pintada) o tóxicas (conservas; carnes, pescados, huevos no frescos).

Abuso de las salazones y conservas (anchoas, bacalao, sardina, atún), de los ***crustáceos*** (gambas, langostinos, cigalas, langosta, centollo, etc.), y de los ***mariscos*** (mejillones, almejas, ostras, etc.).

Abuso de caldos concentrados de carne, de extractos de carne.

Abuso de quesos fuertes (roquefort, cabrales, camembert, etc.).

Abuso de condimentos violentos (canela, mostaza, pepinillos, pimienta, especias en general).

Son estos alimentos los que veremos suprimidos casi por completo en el régimen de los enfermos, pues son los más tóxicos, los más excitantes, los más irritantes, los más acidificantes.

Regímenes restrictivos

En ciertos casos, se instituyen regímenes restrictivos especiales, de duración generalmente limitada, que comportan una ración de mantenimiento insuficiente, y por consiguiente un ejercicio físico reducido. Estos regímenes son:

1. Régimen hídrico puro o mitigado
2. Lácteo
3. Frutívoro
4. Vegetariano total

Estos regímenes podrán ser más o menos asociados, como veremos más adelante.

Régimen hídrico puro y régimen hídrico mitigado

El *régimen hídrico puro* consiste en hacer ingerir agua tomada en forma de agua hervida o de agua muy poco mineralizada. Se tomará algunos sorbos o un vaso de los de vino (100 gramos aproximadamente) cada hora, sea fría, sea tibia, sea caliente. A menudo es dada en forma de infusión ligera, de tila, verbena o manzanilla, según el gusto de los enfermos.

La cantidad tomada en 24 horas variará de ¾ de litro a 1,5 litros.

Este régimen ha sido erigido en método de curación: cura de desintoxicación. Veamos la técnica: durante 2 a 4 días, el enfermo toma diariamente por la mañana 40 gramos de sulfato de sosa en ¾ de litro de tisana de malva, o regaliz, ligeramente calentada; durante el día puede beber a voluntad agua o infusiones calientes; se le recomienda evitar el frío y el cansancio. Esta cura de desintoxicación no se prescribe más que excepcionalmente; encuentra sin embargo su indicación transitoria, 24 horas en general, en ciertos pletóricos, en diabéticos, en enfisematosos con bronquitis y crisis de asma, en la gota, etc.

La dieta hídrica era en otro tiempo prescrita regularmente en todas las enfermedades infecciosas, en todas las afecciones febriles, incluso de corta duración. Después, se produjo un cambio; el ayuno y la dieta hídrica no dejan de ofrecer peligro a consecuencia de la autofagia, del debilitamiento y de la pérdida de peso que entrañan; ponen al enfermo en estado de menor resistencia y retrasan la convalecencia. Fuera de los casos de lesiones abdominales, sobre todo apendiculares y ciertos casos de asistolia, de nefritis aguda y crónica, se puede, desde el comienzo de una afección aguda, hacer tomar al enfermo una alimentación azucarada abundante (sea bucal, sea si hace falta rectal por el método del gota a gota) y fruta variada. Así se asegura una ración alimentaria de mantenimiento indispensable.

Éste es el objeto de régimen hídrico mitigado. Es un régimen que el médico aconsejará más a menudo que el anterior: es el intermediario entre el régimen hídrico puro y el régimen lácteo o un régimen más amplio.

Se realiza mediante el agua, la miel, el caldo vegetal, los potajes magros, los zumos de frutas.

La miel se da en dosis de 50 a 100 gramos mezclada en tisanas, infusiones, zumos de frutas. Es un alimento muy asimilable, no tóxico y gran productor de energía.

El caldo vegetal, las decocciones de cereales, cuyo gusto puede ser mejorado con la adición de harinas o de purés de legumbres coladas finalmente, que las hacen más nutritivas. Finalmente, se tratará de completar este régimen con zumos de frutas (limón, naranja, melocotón, granada, uva, albaricoque, etc.).

Régimen lácteo

Sus *indicaciones* son numerosas: ciertas afecciones de los riñones, del tubo digestivo, del corazón, la uricemia, la mayor parte de los envenenamientos, y finalmente las enfermedades febriles agudas en las que rendirá, cuando es tolerado, más servicios que el régimen anterior. Es el alimento fundamental de los regímenes de reposo y de reducción.

Este régimen es prescrito, sea con leche solamente, sea con leche adicionada con harinas diversas (hervidas en la leche), sea, en fin, con productos derivados de la leche (kéfir, yogur, leche cuajada...).

Régimen lácteo absoluto

Durante mucho tiempo se prohibió la leche, junto con los huevos, a los enfermos del hígado. Después se recomendó precisamente la dieta exclusiva de leche en los enfermos avanzados del hígado con poca orina o hinchazones. Ambos puntos de vista son erróneos y anticuados. Según la autorizada opinión de eminentes autores, la leche debe suprimirse únicamente cuando se digiere mal; es decir, cuando el enfermo del hígado no la tolera. Pero suprimirla en todos los casos es un grave error. Hacerla servir de base exclusiva de la alimentación en los casos graves es otro error, ya que es pobre en azúcares, de los que el enfermo necesita en gran cantidad.

La leche es, en general, de una digestión y de una asimilación fáciles. Se le reprocha ser causa de estreñimiento, provocar fermentaciones intestinales pútridas y trastornos digestivos persistentes, que hacen renunciar a su uso. De hecho, su empleo necesita precauciones que permitirán evitar la mayor parte de estos inconvenientes. Veamos:

a) *La leche será descremada.*

b) *La leche será tomada en pequeñas* dosis muy fraccionadas. La cantidad habitualmente dada es de 300 a 400 gramos cada 3 horas. Pero esta cantidad es a veces mal soportada; se recurrirá en este caso a pequeñas dosis de 50, 75 o 100 gramos dados cada hora, para llegar progresivamente a una cantidad diaria de 2 a 2,5 litros.

c) *La leche será absorbida lentamente*, a pequeños sorbos o a cucharaditas de café; debe ser «comida y no bebida» 15 a 20 minutos para una taza grande. La leche es un verdadero alimento y debe ser tratada como tal. Es buena hacerla permanecer un instante en la boca, para ponerla el mayor tiempo posible en contacto con la saliva. Esta «masticación» de la leche la hace mucho más digestible e impide que se forme un coágulo al llegar al estómago; coágulo que sería muy difícilmente dividido por las contracciones gástricas.

La absorción de la leche irá seguida de un cepillado de los dientes y de un lavado de la boca con agua mineral o con una solución de bicarbonato de sosa (½ cucharadita de café en un vaso de agua).

La leche es prescrita según los gustos: fría, tibia o caliente. Para hacerla aceptar por algunos enfermos, habrá que cortarla o aromatizarla: cortada con agua mineral; aromatizada con un poco de té, de café, de agua de azahar, de vainilla.

Se le podrá añadir a la leche muy provechosamente miel (100 gramos en 24 horas), que es muy bien soportada por el hígado, y que añade al régimen lácteo su valor nutritivo.

Para luchar contra el estreñimiento que puede ser provocado por la leche, bastará dar 1 o 2 cucharadas de sulfato de sosa en una de las tazas de leche, o reforzar la acción ligeramente laxante de la miel con agar-agar. Contra las fermentaciones intestinales y para detener la diarrea que se produce a veces con la leche, se mezclará a algunas tazas de leche una cucharadita de café de agua de cal.

Es raro que tomando todas estas precauciones la leche no sea bien soportada. Vale la pena intentarlo todo antes de abandonar el recurso tan precioso de este alimento, para el cual algunos enfermos tienen una repugnancia invencible.

Tomada caliente, degustada lentamente, hecha ligeramente alcalina mediante la adición de algunas cucharadas de agua de Vichy, por vaso de leche, será bien soportada las más de las veces.

Productos derivados de la leche

Leches fermentadas: kéfir, yogur, suero

Se podrá remplazar la leche fresca por leches fermentadas: kéfir, yogur, que son en general mejor soportadas por el estómago y el intestino.

El *kéfir* es una leche fermentada con la ayuda de granos del Cáucaso; no se conserva mucho tiempo. De dos días (kéfir n.º 1) es ligeramente laxante; de tres días (kéfir n.º 2), es indiferente; de cuatro días (kéfir n.º 3), estriñe.

El *kéfir* es un alimento de primer orden, porque la fermentación kefírica hace de él una leche en parte digerida y más fácilmente asimilable. Por otra parte, favorece el funcionamiento gástrico, cuando hay insuficiencia en la secretación o la motricidad. El kéfir es el alimento ideal de los dispépticos.

El *yogur* es una leche cuajada por el fermento búlgaro, es más cremoso. A menudo preferido por los enfermos, tiene una acción idéntica a la del kéfir; se debe consumir fresco, en los dos o tres días que siguen a la fabricación. Se recomienda en todas las afecciones en las cuales es aconsejado el régimen lácteo. Se toma solo o endulzado con azúcar o miel, en ayunas o como postre (excelente postre), y combina muy bien con todas las frutas y sus zumos.

El *suero de la leche* se emplea en los casos de intolerancia de la leche y, también, puede remplazar algunas tomas de leche fresca en el régimen lácteo. Vale la pena referirnos aquí a las *curas de suero*, tan extendidas en algunos establecimientos termales.

El *lacto-sérum* es un líquido opaco, ligeramente ámbar, de gusto agradable, que se debe emplear fresco. Se obtiene haciendo cuajar leche tibia; la coagulación completa se debe obtener en una hora aproximadamente, tras lo cual se lleva a ebullición, se enfría y se decanta. El lacto-sérum así obtenido no es otra cosa que leche privada de sus grasas y de sus albúminas por la coagulación. Es, pues, poco nutritivo, pero tiene virtudes curativas innegables: *en ayunas, provoca una abundante secreción de la bilis*, es además un *diurético* de primer orden; así hallará indicaciones preciosas en un gran número de afecciones agudas y crónicas: estados infecciosos, afecciones hepáticas y renales, arterosclerosis, etc.; cada vez que se quiera poner en reposo el organismo y estimular las funciones del hígado y de los riñones. Es también el regulador por excelencia de las funciones gástricas e intestinales.

Las curas de lacto-sérum pueden resumirse bajo las tres formas siguientes:

1. *La cura integral:* es una cura completamente temporal de 1, 2 o 3 días, reservada a grandes enfermos: infectados, urémicos, etc. Se da de 500 a 1500 gramos de suero al día, en tomas regulares.

2. *La gran cura* consiste en hacer tomar desde el despertar y a una hora de intervalo los unos de los otros 3 y hasta 4 grandes vasos de lacto-sérum; la cura podrá durar de 3 a 10 días, según las circunstancias, y será asociada a una dieta alimentaria más o menos severa: sea con leche y bebidas azucaradas, sea con un régimen que comprenda lacticinios, hortalizas y frutas. Esta cura está indicada en los obesos pletóricos, los esclerosos, etc.

   Se podrá también añadir el lacto-sérum a leche completa, y obtener lo que se llama *leches aligeradas*, que podrán ser aceptadas por el enfermo más fácilmente que leche, pero que son de valor alimenticio bajo y de valor terapéutico elevado.

3. *La pequeña cura* o *cura de régimen* comporta solamente la toma en ayunas, media hora al menos antes del desayuno, de 200 gramos aproximadamente de lacto-sérum, y esto durante 3 o 4 semanas por término medio. Esta dosis, relativamente débil, es la de los dispépticos de lengua pastosa, hepáticos de hígado perezoso, arterioscleroso, hipertensos.

Régimen lácteo mitigado

El régimen lácteo mitigado puede ser realizado remplazando las tomas de leche por 5 o 6 papillas al día, preparadas con 300 gramos de leche o leche cortada con agua, adicionada con una cucharada sopera de harina (trigo, cebada, avena, maíz, crema de arroz, sémola, tapioca) o 15 gramos de pan tostado o 2 bizcochos. Se aumenta así el valor nutritivo de la leche, su tolerancia, su digestión y su poder antipútrido.

Se podrán hacer también preparaciones con leche condensada: crema o flan sin huevo. Estas preparaciones, de un sabor agradable y de un gran valor nutritivo, son aceptadas con placer por los enfermos a los que no les gusta la leche.

Régimen frugívoro

Es, como los precedentes, un régimen de excepción que no es prescrito más que a título temporal y bajo control. *Cuando es bien digerido, es el más desintoxicante de los regímenes.*

Actúa a la manera de las curas alcalinas, lavando los riñones y la sangre: es laxante, diurético, alcalinizante, antitóxico, en una palabra, *depurativo*.

Es el régimen que contiene menos nitrógeno y cloruros, después de la dieta hídrica. Es el que conviene por excelencia a los enfermos de los riñones, al artristismo (gota, migraña, uricemia, obesidad), a la plétora y a la hipertensión que la acompaña, a la insuficiencia hepática, etc.

Por su valor calórico, por su riqueza en vitaminas y en sales minerales necesarias al organismo, los frutos poseen cualidades dinamógenas y reparadoras, así como un gran poder vitalizador. Constituyen un verdadero suero alcalino, nutritivo, vivo y perfectamente apto para la asimilación.

El régimen frugívoro se prescribe: sea sólo por un tiempo limitado, 3 o 4 días consecutivos, o a razón de 1 o 2 veces a la semana; sea al mismo tiempo que la cura de leche o uno de los regímenes hídricos que hemos visto antes; sea, en fin, bajo forma de curas de varias semanas, en el curso de las cuales el enfermo puede restringir su régimen habitual y consumir una cantidad más o menos considerable de fruta.

Llamamos, de pasada, la atención del lector sobre las ventajas que presenta la fruta en la alimentación ordinaria. Si, hace sólo algunos años, la fruta era únicamente considerada como un complemento de la mesa, actualmente entra en la composición de todos los regímenes, sea cruda, bien madura, sea cocida; y gracias a sus cualidades, ejerce sobre el organismo la más saludable influencia.

Tomada por la mañana en ayunas, la fruta constituye una pequeña cura alcalina diaria, su acción laxante es apreciada por los estreñidos; consumida antes de la comida en los obesos, les permite disminuir la cantidad de alimentos ricos en grasa y en nitrógeno. Formará necesariamente parte de la ración alimentaria de casi todos los enfermos, como forma parte de las personas que gozan de buena salud. Se la comerá de preferencia entre las comidas para calmar a veces la sensación de hambre o para refrescarse. *Al final de las comidas copiosas, la fruta es a menudo indigesta.* En todos los casos, siempre, deberá ser masticada cuidadosamente

La cura de fruta se hace generalmente con frutos acuosos y azucarados: melocotones, uvas, naranjas, mandarinas, cerezas, fresas, frambuesas, etcétera. Cuando la fruta cruda es mal tolerada a causa de su trama celulósica, se utilizará el zumo de fruta fresca: melocotones, albaricoques, peras, manzanas, cerezas, uvas, etc., pasando la fruta por la licuadora.

En el régimen exclusivo, todas estas frutas se dan a intervalos espaciados, cada 3 horas, o solamente 3 o 4 veces al día. La absorción de la fruta puede ir seguida de la de un vaso de agua.

Se podrá, en ciertos casos, autorizar fruta cocida, compotas, mermeladas, jaleas, confituras. En cuanto a los frutos oleaginosos (olivas, nueces, almendras, avellanas, piñones) y a los frutos harinosos (castañas), son de una digestibilidad mediocre; y si tienen un valor nutritivo superior al de la fruta fresca, no tienen en cambio sus virtudes.

He aquí algunos detalles sobre ciertas curas de fruta, de la que la más antigua es la cura de uvas.

Cura de uvas

La duración es de 3 a 4 semanas. La dosis varia de 500 gramos a 3 kilogramos como máximo al día; se disminuye cuando la uva comienza a incomodar.

Tres tomas al día: la primera, de 6 a 8 de la mañana, comprende la mitad de la dosis diaria, o sea, de 250 a 1500 gramos; las otras 2 tomas comprenden cada una un cuarto de la dosis, y tienen lugar una hora antes de cada una de las principales comidas. Estas comidas son en general moderadas, y la alimentación será regulada según la naturaleza de la enfermedad. Cuando es posible, la uva se consume en la viña; el ejercicio favorece los buenos efectos de la cura; pero ésta puede ser hecha a domicilio con uva trasportada.

Se puede aplastar la uva sobre un colador, recoger el zumo y beberlo lentamente con una pajita, para no estropear los dientes.

Estas curas tienen a menudo efectos sorprendentes en el estreñimiento y la enteritis mucomembranosa, en las dispepsias, las hemorroides, la congestión del hígado, la litiasis biliar y las ictericias infecciosas, al mismo tiempo que en todas las manifestaciones del artritismo. Si pensamos en la riqueza de nuestros viñedos, debemos hacer todos los esfuerzos para expandir lo más posible en nuestro país estas curas tan saludables.

Cura de naranjas

La cura de naranjas puede hacerse como la cura de uvas, sea con el fruto, sea con el zumo; posee cualidades análogas.

El zumo de naranja podrá ser mezclado al zumo de limón y constituir una bebida agradable, en la proporción de 3 zumos de naranja por 1 de limón.

«El zumo de limón –dice el eminente catedrático doctor Jiménez Díaz–, a pesar de su carácter ácido, no solamente no aumenta la acidez del jugo gástrico, sino que está demostrada su acción inhibidora de la secreción. Es a la vez un gran aporte de vitamina C».

Los enfermos del hígado requieren para su curación tomar grandes cantidades de vitamina C. Pues bien, la cura de limón, además de curar la acidez de la sangre y de limpiarla de impurezas, proporciona esta vitamina C tan necesaria. Otros frutos pueden suministrar también, aunque en menor grado que el limón, la vitamina C. Son los frutos conocidos con el nombre colectivo de frutos ácidos, tales como la naranja, la mandarina, el pomelo, la lima, etc. Pueden hacerse curas mixtas de limón y de los mencionados frutos, pero siempre en grandes cantidades.

La cura de limón puede practicarse así: el primer día se toma el zumo de 1 limón, y cada día el de 1 limón más hasta llegar a tomar el zumo de 7 limones en un día. Luego se va disminuyendo en la misma forma, o sea, tomando 1 limón menos cada día hasta suprimirlos. La duración total es, pues, de 14 días. Puede repetirse al cabo de 1 o 2 semanas. Es aconsejable diluir el zumo de limón en 2 o 3 partes de agua. Además, para no perjudicar el esmalte de los dientes, es conveniente sorberlo con una pajita.

En la corteza del limón se han encontrado principios que tienen acciones curativas en los enfermos crónicos del hígado, y que no están contenidos en la pulpa. En la *cura de limón integral* preconizada por el doctor Vander, se toma el zumo, la pulpa y la cáscara del limón. Se comienza por 1 o 2 limones el primer día y se añade 1 diario hasta tomar 4 o 5 al día. Se continúa así durante 1 mes o se disminuye el número de limones diarios de uno en uno, descansando luego 8 o 10 días y repitiendo. Se saca primero el zumo del limón; después se rallan la pulpa y la cáscara. Para disimular el sabor fuerte de ésta, se puede mezclar con zanahoria rallada, o plátano chafado, o tomate, o puré de manzana, o melón u otras muchas frutas. La corteza de limón hay que lavarla y cepillarla bien, porque puede contener desinfectantes. Los limones que han sido tratados con insecticidas no pueden aprovecharse para hacer la cura de limón integral.

Los efectos de esta cura integral de limón se han demostrado excelentes en las enfermedades del hígado y de las vías biliares.

Cura de fresas

Las curas de fresas han sido preconizadas en los artríticos, gotosos reumáticos, enfermos de afecciones hepáticas, de litiasis úrica y biliar, en dosis de 300 a 500 gramos al día. Su acción en estas enfermedades parece más bien debida a su valor alcalinizante, que disminuye la acidez de las excreciones, que a las cantidades infinitesimales de ácido salicílico que contienen.

Estas curas son igualmente tónicas y remineralizantes, a causa de su tenor en calcio, en hierro, en fósforo; están indicadas en los tuberculosos por el aporte de sílice asimilable.

Una combinación de fresas, agua y miel tiene magníficos efectos estomacales, hepáticos, laxantes, fluidificantes de la bilis, excitantes del páncreas y acrecentadoras de la actividad de los riñones, es la siguiente: se preparan en un plato 200 gramos de fresones, bien limpios y bien maduros. Se aliñan con 50 gramos de miel, unas gotas de limón, 1-2 cucharadas de crema de leche o nata y ½ litro de agua tibia.

Se revuelve todo y se machaca con un tenedor hasta convertirlo en pasta. Se le agregan por encima unos trocitos de pan tostado, se deja esponjar un poco y se come muy lentamente con cuchara.

Cura de ciruelas

Las ciruelas tienen una acción laxante muy acusada. Crudas y comidas en ayunas con pan de centeno, resuelven el estreñimiento habitual y favorecen la función del riñón. Por supuesto, este desayuno rústico no conviene a todos los tubos digestivos; entonces se tiene el recurso de consumirlas cocidas en forma de compotas, de mermeladas, etc. La ciruelas pasas constituyen a su vez un alimento muy digestible y un laxante suave muy eficaz.

Cura de manzanas

La manzana es, en general, una fruta muy digestible; después de las comidas, ayuda a la digestión provocando una abundante secreción de saliva; convenientemente masticada, conviene particularmente a los aerófagos, a los que tienen la deplorable costumbre de comer demasiado de prisa, sin darse el tiempo ni tomarse la molestia de ensalivar, como es preciso, su bolo alimenticio. Excita igualmente las glándulas del intestino, y constituye para los estreñidos el fruto ideal, tomado entre las comidas o como postre. Es diurética. Se la prescribirá con éxito en las enfermedades del riñón, en la gota, en la obesidad, en la diabetes, en los hepáticos, en los estreñidos.

Para los enfermos que digieren mal la manzana cruda, se la aconsejará cocida al horno, o en compota.

Cura de peras

La pera es una fruta que parece de más difícil digestión que la manzana. Cocida, deviene de una perfecta digestibilidad. Como la manzana, es laxante, diurética y conviene a los hepáticos.

Régimen vegetariano

El régimen vegetariano puede ser un régimen estricto, que no comporta ningún alimento de origen animal, salvo la mantequilla; sea un régimen mitigado que comporta además leche o huevos (régimen lacto-vegetariano o lacto-ovo-vegetariano).

Estos regímenes difieren de los regímenes precedentes en que pueden ser seguidos indefinidamente. Son regímenes completos que responden a todas las exigencias de una vida normal.

El *régimen vegetariano estricto* es una verdadera cura de desintoxicación; determina menos fermentaciones intestinales y menos desechos tóxicos que la alimentación cárnea; baja la tasa del ácido úrico en la sangre; favorece las contracciones intestinales.

Rendirá grandes servicios en numerosos enfermos, pero hay que saber prescribirlo si se quiere obtener una alimentación que pueda proporcionar la ración de mantenimiento.

Hay que establecer una distinción entre las hortalizas, según su valor nutritivo: una primera categoría comprende las legumbres *nutrientes* como los guisantes secos, las habas, las lentejas, los garbanzos y las judías secas; los *cereales*: trigo, cebada, arroz, maíz, etc. Una segunda categoría comprende las otras legumbres, tales como las patatas y las *legumbres acuosas* (verduras y legumbres frescas) como las zanahorias, los nabos, las ensaladas cocidas, etc. Se asociará pues las unas y las otras según los casos.

Regímenes lacto-vegetariano y lacto-ovo-vegetariano

Estos regímenes, cuando están permitidos, tienen la ventaja de atenuar el régimen vegetariano estricto y son a veces mejor soportados que él. Presentan las mismas ventajas: de alcalinizar la sangre, de regularizar la circulación, de conservar en las arterias su elasticidad, de acelerar las oxidaciones, de disminuir los residuos nitrogenados, de descargar el hígado, de exponer menos a las enfermedades de la piel, al artritismo, etc.

Estos regímenes mitigados consisten en añadir al régimen vegetariano estricto, un litro o un litro y medio de leche, sea cruda, sea cocida con los vegetales. Cuando los huevos son autorizados, son dados sea como plato, sea como condimento.

El régimen vegetariano, en lugar de ser prescrito por período continuo, más o menos largo, será otra veces aconsejado a razón de uno o dos días a la semana.

Esta manera de hacer convendrá perfectamente a los sujetos predispuestos a la gota, a los reumatismos, a la litiasis renal o hepática, en suma, a todas las manifestaciones más o menos rudas del artritismo. En estos casos, será a menudo útil suprimir las leguminosas, remplazándolas o no por leche.

¿Hace falta añadir que las curas de frutas van unidas al régimen vegetariano y podrán serle asociadas ventajosamente?

Lista de verduras y frutas para todo el año

Esta lista prueba que es fácil, en cualquier estación del año, seguir un régimen vegetariano. Hay por lo menos cuarenta alimentos que es fácil procurarse todo el año, y al menos otros tantos que varían de mes en mes.

Cereales: avena, trigo, maíz, cebada, arroz, centeno, mijo.

Legumbres: zanahorias, apio, setas, coles diversas (blancas, rojas, verdes, rizada, etc.), coliflor, espinacas, acelgas, nabos, cebollas, acedera, puerros, rábanos, patatas.

Leguminosas: guisantes, judías, lentejas, garbanzos, habas.

Ensaladas: achicoria, lechuga, berros, escarola, endivia.

Frutos secos o conservados: albaricoques secos (orejones), almendras, avellanas, nueces, dátiles, higos, castañas, uvas pasas, ciruelas pasas. Compotas, mermeladas y confituras.

Lista por temporadas de verduras

Enero, febrero, marzo: remolacha roja, cardos, apio, coles de Bruselas, colinabos, endivias, acedera, rábanos, lechuga.

Abril, mayo: espárragos, remolacha, acelgas, cardos, apio, calabacín, endivias, escarolas, calabaza.

Junio: como abril y mayo, más alcachofas, pepinos, judías verdes, guisantes tiernos.

Julio, agosto, septiembre: alcachofas, berenjenas acelgas, pepinos, judías verdes, guisantes tiernos, tomates, pimientos, berenjenas.

Octubre, noviembre, diciembre: remolacha, cardos, endivias, espinacas, calabazas.

Régimen en los enfermos del hígado

El régimen forma parte integrante del tratamiento del hepático. *Su importancia es tal que, aplicado solo, basta frecuentemente a devolver la salud.*

Este régimen tiene, por otra parte, un alcance general que no poseen los otros regímenes: es el régimen normal, racional, poco tóxico, de las personas sanas. Puede ser aconsejado en la mayoría de los nerviosos, de los intoxicados. Es, en fin, el régimen de los artríticos (régimen de la diatesis úrica), y de las enfermedades de la piel.

Los principios que dominan este régimen son simples:

- Suprimir los alimentos que sobrecargan el trabajo del hígado: comidas indigestas, comidas tóxicas, así como los alimentos ricos en colesterol, que pueden espesar la bilis.
- Prescribir al contrario los alimentos de digestión fácil y que dejan descansar el hígado.

En consecuencia, se eliminará o restringirá:

1. *Los alimentos indigestos*
   Son ante todo las grasas, sobre todo cocidas, y los alimentos grasos: carnes grasas, pescados grasos, quesos grasos, frituras, salsas y guisos. La ración de grasa, indispensable a la alimentación, se tomará en forma de aceite, y sobre todo de mantequilla fresca y de leche. Añadamos a los alimentos indigestos: el pan fresco, las setas, los crustáceos, los moluscos, el hielo, etc.

2. *Los alimentos irritantes o tóxicos*
   Los irritantes (especias, ácidos).
   Los tóxicos (alcohol, conservas, caza, pescado poco fresco, hígado, riñones, alimentos putrescibles).

3. *Los alimentos ricos en colesterol*
   Sesos (2,9 a 4,5 % de colesterol), yema de huevo (2 %), mantequilla (0,4 %), riñón de ternera (0,35 %), mollejas de ternera (0,28 %).

Más adelante hallará el lector la lista de los alimentos permitidos y desaconsejados en el hepático, así como ejemplos de menús.

Régimen del estado agudo (inflamación aguda de la vesícula, cólico hepático)

Este régimen se prescribe por etapas sucesivas, según la evolución de la enfermedad.

Primera etapa. *Es la etapa de completo reposo hepático.* Si el estómago no es intolerante, se recurrirá al *régimen lácteo integral*, con leche descremada, cortada con agua de Vichy. Se podrán remplazar ciertas tomas de leche por kéfir o yogur. Si la leche no es soportada, se dará caldo vegetal. A veces, será oportuno, en ciertos casos graves, para desintoxicar al enfermo, para despejar y estimular su hígado y sus riñones, prescribir durante un día o dos una cura de suero de leche o lacto-sérum.

Si el estómago es intolerante, se recurrirá a la dieta absoluta; el enfermo chupará algunos fragmentos de hielo, tragará algunos sorbos de agua de Vichy, de limonada o de naranjada fría, o al contrario, infusiones calientes, que son a veces mejor soportadas por el enfermo y hacen desaparecer las náuseas.

Esta dieta absoluta o esta dieta hídrica es generalmente de corta duración (día de crisis de cólico hepático por ejemplo).

Segunda etapa. Al cabo de un tiempo variable, se modificará poco a poco el régimen para llegar a la etapa de *reposo hepático moderado*.

Al principio, uno se contentará con remplazar algunas tomas de leche por sopas de sémola, de tapioca o de fideos en caldo vegetal o en leche, y por purés de frutas (manzanas, peras, melocotones, etcétera).

Se añadirán luego patatas cocidas al horno o en puré preparado con leche descremada, arroz, papillas de cereales, compotas de frutas, que alternarán igualmente con tomas de leche.

Finalmente, las comidas se compondrán así:

- Potajes de legumbres frescas.
- Lacticinios.
- Pastas alimenticias cocidas en agua y en las cuales se pondrá la mantequilla cruda y fresca, y el queso rallado en el momento de servir.
- Verduras, todas, excepto la acedera, las coles, las espinacas, las setas, sólo se dará en pequeña cantidad o nada las legumbres secas (judías, lentejas, habas, guisantes, garbanzos). Las verduras serán cocidas al vapor o con leche, o gratinadas con una salsa blanca.
- Quesos tiernos, no salados, requesón.
- Frutas maduras, frutas cocidas no ácidas, confituras.
- Galletas, bizcochos.
- Como bebidas: agua ordinaria o mineral sin gas y ligera, o infusiones diuréticas: grama, colas de cereza, hojas de fresno, endulzadas o no con lactosa.

Salar poco los alimentos.

En este régimen, como vemos, no entran ni huevos, ni carne, ni pescado, alimentos todos que representan las albúminas peligrosas para el hígado. En suma, es el régimen lecto-vegetariano y frugívoro.

Tercera etapa. Se regresa al *régimen del hepático*, poco a poco, después de la desaparición completa de todos los síntomas que han requerido los regímenes anteriores.

La reanudación del régimen cárneo se hará muy progresivamente comenzando por el jamón magro y por el pescado blanco fresco cocido al hervor corto. Poco a poco se dará carne: filete de buey muy magro, asado de ternera, entrecot de ternera, pierna de cordero, pollo, todo bien magro y fresco, asado o a la brasa.

El pan se tomará al mismo tiempo, muy progresivamente: pan muy sentado (dos o tres días), costra de pan, pan tostado.

Ejemplos de menús

Menú de un hepático o de un litiásico biliar
(fuera de las crisis)

Desayuno: Una taza de leche descremada endulzada con azúcar o miel, con bizcochos o pan tostado, o potaje de sémola en leche, o papilla de cereales, o leche cuajada, o yogur, endulzados o no.

Comida:
1. Una ensalada (escarola, lechuga, cebolla, tomate, rabanitos, etc.);
2. un plato de carne (blanca o roja, magra o desgrasada), pollo o pescado blanco, poco abundante (150 gramos como máximo, pesado en crudo);
3. un plato de verdura, cocida al vapor, o un plato de patatas, o de pastas o de arroz;
4. un postre (pudin, tarta de arroz, de sémola) y galletas;
5. un queso fresco o yogur;
6. fruta cruda bien madura, o fruta cocida, o compota, o mermelada.

Pan tostado, o pan sentado, en pequeña cantidad.

Merienda: Una taza de té con leche con galletas.

Cena:
1. Un potaje magro o caldo vegetal, con harina de cereales o de sémola, tapioca;
2. verduras, o plato de patatas;
3. queso fresco o requesón con miel;
4. fruta cocida.

Pan tostado.

Bebida poco abundante en las comidas: agua ordinaria o ligeramente mineralizada, o extracto de malta.

Después de las comidas: infusión caliente digestiva.

La cantidad de líquido a absorber en 24 horas, fuera del agua contenida en la mayor parte de nuestros alimentos, es aproximadamente de 800 a 1200 gramos (o sea, de 15 a 18 gramos por kilo corporal).

Menú de un hepático sometido a un régimen lacto-fruto-vegetariano:

Desayuno: Papilla espesa de cereales, de harina de trigo o de avena, de tapioca o de sémola en caldo vegetal o en leche descremada; compota de fruta.

A media mañana (facultativo): Un vaso de zumo de fruta o de leche descremada endulzada.

Comida:

1. Patatas cocidas al horno, o en puré con leche;
2. pastas alimenticias o arroz;
3. verduras (judías tiernas, alcachofas, lechuga cocida, acelgas, cardos);
4. fruta cruda bien madura o cocida.

Merienda: Una taza de té con leche. Compota de fruta y galletas.

Cena:

1. Un potaje muy espeso de legumbres o caldo vegetal con harinas de cereales o sémola o tapioca;
2. plato de pastas, o patatas al horno, o puré de legumbres;
3. postre dulce: pastel de arroz o de sémola, o requesón o leche cuajada;
4. frutas cocidas o confitura en jalea, confitura de castañas.

Bebidas: Agua pura o agua poco mineralizada, o zumo de manzanas en las comidas. Infusiones calientes endulzadas con miel después de las comidas.

Descansar durante la media hora que sigue a cada comida.

Menú vegetariano:

Por la mañana, en el desayuno, y a la tarde, para merendar, una sopa de sémola, de tapioca o de un cereal cualquiera.

Después, dos comidas principales compuestas de:

1. Sopa de legumbres, de puerros y patatas, de zanahorias, etc., sea con habas, sea con lentejas en pequeña cantidad, cocida largo tiempo y muy reducida a fuego suave.
2. Legumbres secas en cantidad muy limitada, cereales o arroz.
3. Legumbres acuosas: zanahorias, nabos, ensaladas cocidas, etc., o patatas.
4. Una fruta o una compota.

Como pan, costra, para disminuir el volumen de la alimentación.
Como bebida: agua pura o infusiones aromáticas (tila, manzanilla, menta, anís, etc.), zumos de frutas, malta, etc.

Las legumbres se cuecen en agua, sin mantequilla y sin grasa; para darles sabor, añadirles un poco de buena mantequilla fresca o de aceite puro de oliva en el momento de comerlas.

Los enfermos beberán muy poco en las comidas, pero una hora antes de cada comida principal, tomarán un gran vaso de una bebida diurética cualquiera.

De esta forma, los enfermos se desintoxican rápidamente, sin debilitarse, y sin experimentar fatiga. Cuando el régimen ha sido observado un cierto tiempo, 2-3 semanas, se vuelve poco a poco a la carne, remplazando el segundo plato por un poco de pollo, de pescado o de carne a la parrilla, al mediodía.

Preparaciones especiales utilizadas en el hepático

Lacticinios

Leche cuajada

La leche cuajada puede ser utilizada como el kéfir o el yogur. Puede prepararse de dos maneras diferentes:

Leche cuajada natural. Poco recomendable. No es a menudo sino un verdadero cultivo de bacterias, más o menos nocivas. Vale más utilizar las siguientes.

Leche cuajada con cuajo. La leche es descremada, hervida muy cuidadosamente; después, una vez enfriada, a la temperatura de 25 a 35° como máximo, se añade una punta de cuchillo de cuajo seco o ½ cucharadita de las de café de cuajo líquido que se encuentra en las farmacias, o también 2 cucharas soperas de la leche cuajada de la víspera. La leche cuaja en 5 o 6 horas. Seguidamente se escurre, se pasa por un tamiz muy fino y se consume lo más fresca posible, comida con la cuchara, pura o endulzada, sea después de las comidas, sea en ayunas, o en la merienda; es más fácilmente soportada que la leche ordinaria; es igualmente laxante.

Suero o lacto-sérum

El suero de la leche se obtiene con la leche cuajada preparada con uno de los dos procedimientos que acabamos de describir. Se escurre la leche cuajada en un tamiz o en un lienzo. El líquido que se obtiene es el suero que se puede clarificar así: añadirle una clara de huevo, hacer hervir para coagular y colar.

Se puede, directamente, hacer hervir la leche cuajada, se deja enfriar y se decanta.

Kéfir

Hacer hervir leche ordinaria. Dejarla enfriar en un recipiente cerrado, al abrigo de los gérmenes, hasta la temperatura de 30° aproximadamente. Introducir rápidamente la leche en una botella de cierre mecánico y añadirle unos gránulos de kéfir (conseguir en internet) o en el comercio. Cerrar y agitar bien. Colocar inmediatamente la botella en una estufa a la temperatura de 25°, y dejar 24 horas como mínimo y 40 horas como máximo. El kéfir ya está pronto para el uso.

Cuando se prepara regularmente kéfir, se toma como fermento, una dosis de 30 centímetros cúbicos aproximadamente (una buena cucharada sopera) del kéfir obtenido la víspera, y se siembra leche nueva con esta dosis.

Yogur

Hacer hervir la leche y reducirla un tercio de su volumen, es decir, hasta 650-680 gramos aproximadamente. Verter en la leche así reducida y tibia el lactobacilus o usar un yogur natural (sin azúcar) entero, mezclar bien y repartir en pequeños botes de porcelana o de vidrio. Colocar estos botes en la estufa y dejarlos durante 10 horas aproximadamente, a 35-40°. Retirar cuando la leche ha devenido firme y dejar que la fermentación se complete al fresco.

Para las preparaciones ulteriores, se puede utilizar la mitad de un bote obtenido la víspera; pero se tendrá cuidado de no repetir esta operación más de 2 a 3 veces, a fin de evitar la siembra de la leche por microbios inútiles. Se volverá a tomar entonces una nueva dosis de lactobacilus o la mitad de un bote de yogur del comercio.

No se debe conservar demasiado tiempo el yogur ni el kéfir, si no, devienen demasiado ácidos.

Caldos y potajes

Caldos vegetales. Los caldos vegetales son frecuentemente utilizados en el hepático; son preciosos a causa de su riqueza en sales alcalinas y pueden ser considerados como «sucedáneos vegetales de las aguas minerales alcalinas».

Para su preparación, las legumbres frescas (patatas, zanahorias, nabos, puerros, etc.) se deben poner en agua hirviendo; las legumbres secas (lentejas, judías, guisantes, etc.) se pondrán en agua fría, al comienzo de la confección del caldo. Se sala al final de la cocción.

Caldo de legumbres verdes y secas. Pueden utilizarse los siguientes ingredientes:

Patatas	120 g
Zanahorias	120 g
Nabos	60 g
Judías secas o guisantes	25 g
Agua	2 l
Sal	2 a 3 g

Poner en el agua fría los guisantes o judías secas en una marmita tapada. Llevar a ebullición. Añadir entonces las legumbres cortadas en pedacitos, tras haberlas limpiado y lavado con cuidado. Hacer hervir a pequeños hervores y en olla cerrada durante 3 horas. Salar al final de la cocción. Se puede así, según la trituración y la finura del tamiz, obtener toda una gama en la concentración de estos caldos, desde un agua cargada solamente de materias extractivas hasta el puré claro.

El caldo se guarda al fresco; vale más prepararlo cada día; si se quiere conservar, se estirilizará diariamente haciéndolo hervir algunos minutos.

Se pueden variar estos caldos añadiéndoles uno o dos puerros, o un poco de apio, al mismo tiempo que las legumbres.

Se podrá, igualmente, mezclar al caldo, pero solamente cuando se haya enfriado, 25 gramos de berros y 25 gramos de lechuga, finamente picados.

Este caldo será consumido tal cual, o servirá para preparar potajes con fécula de patata, con crema de arroz, con harina de trigo, de cebada, de maíz o de avena, de trigo verde, de tapioca, de copos de avena, etc. Se puede cocer igualmente en ellos pastas alimenticias, fideos, macarrones, etc.

Observación. Si se quiere tener caldo hiponitrogenado (caso de insuficiencias hepática y renal asociadas), se suprimirán las judías verdes o guisantes.

Caldo de tres hierbas. Se prepara con:

Acedera	60 g
Perifollo	60 g
Berro	60 g
Agua	1 l
Sal fina	1 pellizco

Llevar el agua a ebullición en una olla de dimensiones apropiadas. Añadir las legumbres verdes bien lavadas en cuanto empiece a hervir. Hacer cocer a pequeños hervores, en recipiente cerrado, durante 2 horas aproximadamente. Separar las legumbres del caldo con la ayuda de un colador fino. Salar al final y completar hasta 1 litro con agua hirviendo.

Caldo vegetariano

Para cuatro porciones:

Zanahorias	500 g
Nabos	250 g

Puerros	2 o 3
Apio-rábano . . . . El tamaño de media manzana	
Cebolla	1 pequeña
Ajo	1 diente
Agua	3 litros
Sal	un pellizco

Ponerlo todo en una marmita de barro o de esmalte, y hacer cocer lentamente durante 6 horas. Retirar entonces del fuego, colar el caldo y servir con trocitos de pan tostado o tapioca o fideos u otras pastas. Añadir al final un poco de mantequilla.

Potajes

Estos potajes se hacen con agua, con caldo o con leche.

1. *Potajes con harinas*, féculas, harinas de avena o de trigo verde, arroz, judías, maíz, guisantes, lentejas, castañas, cebada. Cualquiera que sea la harina escogida, se puede útilmente, antes de utilizarla, hacerla secar al horno, después de haberla extendido en capa ligera sobre un plato o sobre una placa. Esta torrefacción ligera mata los microorganismos, hongos, mohos; hace el almidón más soluble, y da un gusto más agradable a las papillas.

   Las harinas se diluyen muy cuidadosamente en un poco de agua fría; la harina así diluida se vierte lentamente en el líquido hirviendo (agua, caldo o leche). Se deja cocer en recipiente destapado, a fuego suave y pequeños hervores, durante ¼ de hora aproximadamente. Salar al final de la cocción y añadir un poco de mantequilla en el momento de servir (10 gramos para ½ litro). Se pondrá, para 500 gramos de líquido, 3 cucharadas soperas de harina, salvo para las castañas (5).

2. *Potajes de sémolas*, tapioca, pastas, fideos, copos diversos, etc.

Estos productos son, al contrario, introducidos en lluvia fina en el momento de la ebullición, después se remueven con una cuchara de madera. La ebullición continua a fuego lento, a pequeños hervores y en recipiente descubierto, de 15 a 20 minutos. Salar al final de la cocción y añadir mantequilla en el momento de servir. Se pone, para 500 gramos de líquido, 2 cucharadas soperas de sémola o de pastas.

Observación. Si hay que añadir yemas de huevos, éstos se batirán con cuidado en el fondo de un plato, y se les añadirá poco a poco el potaje cocido. Pueden también verterse en el potaje y bien mezclados con él, pero es preciso, en este caso, dejar enfriar previamente el potaje (45 a 50°), de manera que se evite la coagulación de la albúmina de la yema, y no se altere el aspecto, el gusto y la digestibilidad de la preparación.

Potajes malteados o diastasados

Para hacer más digestibles los caldos o los potajes, se pueden maltear. Se opera así: se preparan como acabamos de ver, luego se retiran del fuego y se dejan enfriar hasta que se puedan probar sin quemarse (temperatura entre 60 y 70°). Se añade entonces ½ cucharadita de las de café de harina de malta (cebada germinada finamente triturada, o malta en pajitas); remover hasta disolución y mantener durante 10 minutos a calor suave, de 60 a 70°, sin llegar a la ebullición.

Sopa al queso

Cortar en un bol pan y queso de gruyère por capas superpuestas; poner encima un trocito de mantequilla fresca y un pellizco de sal; verter agua hirviendo. Tapar, esperar 2 o 3 minutos antes de servir.

Potaje juliana

Zanahorias	80 g
Nabos	80 g
Puerros	40 g
Lechuga	2 o 3 hojas
Perifollo	2 o 3 hojas
Mantequilla	½ cucharadita de café
Agua	1 l

Cortar las legumbres «en juliana», es decir, a tiras finas. Hacer cocer en el agua durante 1 hora aproximadamente.

Trascurrido este tiempo, servir la juliana no colada, añadiendo así, al final, la mantequilla o nata.

Para dar más suavidad al potaje, se puede añadir durante la cocción un poco de patatas aplastadas.

Decocción de cereales

En 3 litros de agua fría se ponen 2 cucharadas soperas de cada uno de los granos siguientes: trigo, cebada, avena, maíz, centeno y salvado. Se hace hervir a fuego lento durante 3 horas, para reducir a 1 litro. Se cuela después de haber dejado enfriar por completo.

Preparar esta decocción fresca todos los días.

Se puede modificar el gusto de esta bebida, añadiéndole uno de los productos siguientes: azúcar, miel, vainilla, canela, jugo de regaliz, extracto de malta.

Coadyuvante de la alimentación, la decocción de cereales actúa por sus sales minerales y sus vitaminas; favorece la asimilación de los otros alimentos.

Polentas

La harina de maíz se prepara con agua y da papillas excelentes. Se diluye en un poco de agua fría 4 cucharadas soperas de harina, y se vierte en ¼ de litro de agua o de leche descremada hirviendo. Se hace cocer a fuego lento durante 10 minutos. Se sazona seguidamente con un poco de sal y de mantequilla fresca, y la papilla se consume con leche descremada.

Platos de alcachofas

Alcachofas a la vinagreta. 1 o 2 alcachofas, ½ litro de agua, sal, ½ cucharadita de zumo de limón.

Cortar los tallos a ras de las alcachofas. Quitar las hojas, cortar las puntas, seguidamente cortar las alcachofas en dos, lavar en agua corriente y frotar las partes cortadas con limón. Poner en el agua salada hirviendo y hacer cocer las alcachofas durante ¾ de hora. Escurrir y servir sobre un plato caliente con una salsa vinagreta.

Para la salsa vinagreta: 1 cucharada sopera de aceite de oliva, 1 cucharadita de zumo de limón, 1 cucharada sopera de agua o de caldo vegetal, un poco de cebolla, 1 pepinillo cortado finamente, perejil o cebolleta, 1 cuchara sopera de tomate, sal. Mezclar bien todos los ingredientes con la batidora.

Alcachofas estofadas. 2 o 3 alcachofas, sal, 1 cucharadita de aceite de oliva.

Tomar las partes tiernas de la alcachofa, cortarlas y frotarlas con limón, espolvorear de sal y hacer cocer estofadas con aceite.

Alcachofas Alicia. Alcachofas, ajo, perejil (o menta), 1 cucharada de aceite de oliva, sal y zumo de limón.

Se cortan los tallos de las alcachofas y se lavan bien junto con las alcachofas. Se pone todo en una olla, disponiendo cada alcachofa junto a la otra de tal forma que no puedan moverse. Se cubren de agua, se tapan y se cuecen a fuego normal procurando que no pierdan el hervor.

Cuando están cocidas, se sacan del agua y se sirven calientes con una salsa preparada con el picadillo de perejil (o menta), ajo, sal, aceite de oliva y zumo de limón. Se comen arrancando las hojas, una por una, y untándolas en la salsa.

El caldo es muy bueno para el hígado: se puede beber o preparar sopas con él.

Alcachofas Laura. Para cuatro personas: 4 alcachofas de buen tamaño, 150 gramos de pan rallado, 50 gramos de queso rallado, 1 huevo, ajo y perejil.

Se corta el tallo de las alcachofas y se lavan. El pan rallado se mezcla con un picadillo de ajo y perejil, el queso rallado y un poco de sal.

Se va abriendo cada hoja y se le pone un poco de relleno, hasta que toda la alcachofa quede bien guarnecida. Se colocan en una cacerola llana con un dedo de agua y un poco de sal.

Se cuecen a fuego lento, cuidando de que el agua no se evapore. 5 minutos antes de terminar la cocción, se bate el huevo y con una cucharita se unta cada alcachofa.

Se incorpora un poco de aceite de oliva cuando las alcachofas estén ya cocidas o bien en el momento de ponerlas en la cacerola con agua.

Alcachofas al horno. Para 4-6 personas: 12 alcachofas, 4 cebollas tiernas, 200 gramos de pan rallado, ajo y perejil.

Se preparan las alcachofas quitándoles las hojas y cortándolas en 8 trozos. Mientras, se sofríen las cebollas y cuando estén doradas, se incorpora el pan rallados. Se deja rehogar todo hasta que el pan haya absorbido todo el aceite.

En una fuente de horno se colocan las alcachofas, encima de las cuales se vierte el sofrito de cebolla y pan. Se dejan al horno hasta que se doren.

LISTA DE LOS ALIMENTOS PERMITIDOS Y DESACONSEJADOS A LOS HEPÁTICOS		
Alimentos	**Permitidos**	**Desaconsejados**
POTAJE	Potajes a la leche, al agua o al caldo vegetal, con harina de cereales, arroz, tapioca, pasta, etc.	Potajes grasos. Sopa de pescado.
ENTREMESES	Ensaladas poco sazonadas, jamón magro.	Embutidos, ensaladillas, mariscos.
CARNES: ternera, cordero, buey	En cantidad moderada (150 gramos como máximo), una vez al día. No grasas, a la brasa, asadas o hervidas, sin salsa o con salsa bien desengrasada.	Carnes grasas, ojo con el cordero graso. Vísceras: hígado, riñones, sesos, callos. Carnes gelatinosas: cabeza, pie de ternera.
de corral	Pollo, conejito; pavo y pichón si son tolerados.	Oca, pato, aves demasiado grasas.
charcutería	Jamón magro y jamón de York, moderadamente.	Toda en general: tocino, salchichón, etc.
caza	Codorniz, tordo, raramente.	Caza de pelo, perdiz, pato, becada.
de conserva		Ahumadas, marinadas o saladas.
extractos de carne		Prohibidos.
FRUTAS: crudas	Permitidas todas, muy maduras.	Grosellas, cerezas ácidas.
cocidas	Todas, no muy azucaradas.	

Alimentos	Permitidos	Desaconsejados
compotas, confituras	Todas, no demasiado azucaradas.	Ácidas.
oleaginosas		Nueces, avellanas, almendras.
PASTELERÍA:		
confitería	Muy moderadamente autorizada (no azúcar en exceso).	A evitar salvo pastas de frutas confitadas blandas (albaricoques, castañas).
postres	No helados, sin alcohol, cremas, púdines de arroz, de sémola, de frutas.	Natillas, nata, crepes, helados, sorbetes.
chocolate		Prohibido, así como el cacao.
pasteles	Pastas secas, bizcochos, galletas, tartas de frutas.	Pasteles grasos, a la crema, al chocolate, hojaldres.
PAN	Integral, tostado o sentado.	Pan fresco y miga de pan.
CONDIMENTOS:		
especias	Sal, limón, perejil, ajo, perifollo, laurel, cebolleta.	Pimienta, mostaza, pepinillos.
BEBIDAS:		
aguas y tisanas	Agua pura, aguas ligeramente alcalinas. Infusiones calientes, manzanilla, tila. La cebada germinada facilita la digestión de los amiláceos. Zumos de frutas.	Aguas gaseosas que fatigan y dilatan el estómago en las comidas.

Alimentos	Permitidos	Desaconsejados
vinos	Vino cortado con agua en pequeña cantidad. Mosto de uva.	Vino puro.
cerveza	Muy ligera.	Cervezas fuertes.
sidra	En pequeña cantidad.	Sidra ácida.
alcohol, aperitivos, licores		Absolutamente prohibidos.
té	Ligero.	Té fuerte.
café	Ligero en pequeña cantidad.	Café fuerte.
PREPARACIONES Y SALSAS	Salsas blancas, salsas formadas con crema de leche, ligadas con harina o al huevo, en cantidad muy moderada. La mantequilla fresca (sin margarina) servida en el momento de la comida es bien soportada y constituye la base de las preparaciones.	Frituras, mantequilla fundida, rellenos, marinadas, ragús, civets, salsas al vino, mahonesa, a la vinagreta, a la cebolla, salsas especiadas. El queso cocido con los alimentos impide su ataque por el tubo digestivo. Evitar todas las grasas cocidas.
PESCADOS: de río	Magros: lucio, carpa, trucha.	Grasos: anguila, trucha asalmonada.

Alimentos	Permitidos	Desaconsejados
de mar	Magros: merluza, dorada, besugo, lubina, pajel, lenguado, rodaballo, rape, salmonete, pescadilla, muy frescos, cocidos al hervor corto ligero, servidos con un poco de limón o a la parrilla, o al horno, quitando la piel en el momento de servir.	Grasos: arenque, sardina, caballa, bacalao, raya, salmón, atún, caviar.
crustáceos, moluscos	Ostras.	Prohibidos: son coriáceos y tóxicos.
HUEVOS	Suprimirlos completamente en caso de intolerancia. Si son bien tolerados, 2 o 3 veces a la semana como máximo y 1 a la vez (pasado por agua, al plato, revuelto), muy fresco. Dar de preferencia los huevos en entremeses, flan, pastel de arroz, suflés. El azúcar ayuda a la digestibilidad de la yema, que es grasa.	Tortillas grasas. Huevos rellenos.
CEREALES: harinas	Autorizadas todas, a la leche cortada de agua: trigo, centeno, cebada, maíz (polenta), tapioca, sémola.	
arroz	Al agua, a la leche, sin hacer cola.	

Alimentos	Permitidos	Desaconsejados
pastas alimenticias	Preparadas con o sin leche, con mantequilla fresca y queso en el momento de servir. Todos estos alimentos serán muy bien masticados, y jamás tomados en cantidades exageradas.	
LEGUMBRES: secas	Sea descortezadas, sea bien remojadas y cocidas largo tiempo para ser más asimilables. Serán tomadas con moderación, en puré tamizado, de preferencia con costrones de pan para facilitar la ensalivación, y bajo la reserva de la tolerancia intestinal.	Evitarlas en granos.
frescas verdes	Alcachofas, espárragos, remolachas, cardos, zanahorias, apio, achicoria, calabacines, endivias, judías tiernas, lechuga, nabos, cebollas, guisantes muy tiernos, puerros, patatas; en suma, las legumbres son utilizadas casi todas, pero serán bien cocidas, sazonadas con poca mantequilla, o con leche, o al gruyère rallado en el momento de servir.	Berenjenas, acedera, tomates ácidos, coles, coliflores, coles de Bruselas, espinacas no serán prohibidas más que si son mal toleradas.

Alimentos	Permitidos	Desaconsejados
ensaladas	Cocidas, las ensaladas crudas serán poco sazonadas (aceite de oliva) y bien masticadas.	
setas		Mejor abstenerse.
LACTICINIOS: leche	Descremada.	Leche no descremada, sobre todo leche demasiado grasa.
leches fermentadas	Yogur, leche cuajada, kéfir, suero.	
nata		Nata fresca.
mantequilla	Mantequilla fresca cruda (uso moderado).	Mantequilla cocinada.
quesos	Frescos o cocidos, poco salados, requesón.	Quesos grasos o hechos con fermentos: brie, roquefort, cabrales, camembert, etc.

PLANTAS MEDICINALES

De hecho, la inmensa mayoría de las plantas medicinales tienen una acción favorable sobre las reacciones hepáticas. Las hay, empero, cuya influencia es más evidente, limitando al propio tiempo la importancia de las reacciones. En efecto, además del efecto curativo, lo que hay que buscar, a la vez, es la acción realizada con suficiente suavidad para no provocar una reacción demasiado viva.

Achicoria silvestre. Es un estomático amargo y un poderoso colerético; regulariza las funciones intestinales y combate el estreñimiento.

Poner 1 cucharada sopera de hojas o de raíces cortadas en una taza de agua; hervir 5 minutos; 1 taza antes de cada comida.

Alcachofa. La hoja de alcachofa estimula las funciones hepáticas, constituye un obstáculo a la acumulación en la sangre del colesterol de desasimilación. Altamente recomendable en todas las afecciones hepatobiliares.

Poner en infusión, durante 10 minutos, 1 cucharada de las de postre de hojas secas (o 2 hojas frescas) en una taza de agua hirviendo, a tomar antes de cada comida.

Boldo. Favorece la secreción de la bilis (acción colagoga). A elevadas dosis, es capaz de provocar fuertes contracciones de la vesícula biliar. *El boldo, pues, debe ser utilizado con prudencia* por los sujetos cuya vesícula es sensible y por los litiásicos (los que padecen de cálculos biliares).

Infusión de 10 gramos de hojas por 1 litro de agua. Una taza por la mañana en ayunas y media hora antes de las comidas. Indicamos esta tisana bastante amarga debido al predicamento de que ha gozado en otro tiempo, sin embargo, no somos partidarios de ella. En cualquier caso, conviene hacer un uso muy moderado del boldo.

Hacemos esta advertencia porque, por inercia, son muchos aún los herboristas que la recomiendan con entusiasmo.

Bolsa de pastor. Además de contribuir a eliminar los cálculos biliares, la bolsa de pastor se recomienda especialmente en las hemorragias de las vías biliares. En 1 litro de agua, poner de 40 a 50 gramos de la planta, y, tras un corto hervor, dejar en infusión 10 minutos. A tomar entre las comidas, 3 o 4 tazas al día.

Celidonia. Esta planta activa la formación y la secreción de la bilis. Es un colerético poderoso, un estimulante de la célula hepática, y un sedante de la vesícula gracias a los alcaloides que encierra.

Una taza de infusión antes de cada comida en dosis de 20 a 30 gramos de hojas secas para 1 litro de agua. No exceder la dosis de 30 gramos.

Escolopendra. Las hojas de escolopendra, en infusión ligera de 10 gramos por litro de agua hirviendo, tomada como bebida de mesa, son recomendables en las afecciones del hígado, especialmente la obstrucción de las vías biliares.

Grama. La raíz de grama es útil en las afecciones del hígado, sobre todo en caso de cálculos biliares. Se ponen 30 gramos en 1 litro de agua; hervir algunos minutos; beber a voluntad.

Jaramago. Calmante de los cólicos hepáticos. Se prepara en dosis de 1 cucharada de las de postre de sumidades floridas en 1 taza de agua hirviendo; dejar en infusión 10 minutos; de 3 a 5 tazas al día, entre las comidas.

Melisa. Tiene la misma acción que la menta. Infusión en dosis de 20 a 30 gramos por 1 litro de agua: 3 a 4 tazas al día.

Menta. Estimulante de las funciones biliares, la menta es antinauseosa y analgésica. Tomar dos o tres tazas al día, entre, antes o después de las comidas, en dosis de 1 cucharadita de las de postre por taza: dejar en infusión algunos minutos.

Olivo. Las hojas de olivo favorecen las funciones hepáticas y facilitan la evacuación de los cálculos biliares. Poner 40 gramos (un puñado) en 1 litro de agua; hervir ligeramente y dejar en infusión 10 minutos; utilizar como bebida de mesa.

Polipodio. Estimula la secreción de la bilis y su fluidez. Es un laxante suave que no provoca cólicos y está, por esta razón, indicada a los hepáticos estreñidos.

En deccoción en dosis de 20 a 50 gramos por litro de agua; dejar hervir ¼ de hora. 1 taza por la mañana en ayunas.

Romero. Antiespasmódica, tiene esta planta una reacción cole-rética (producción de bilis) importante y presenta la ventaja para el hepático de ser un fluidificante biliar.

Dosis de 1 cucharadita de sumidades floridas o 1 ramita de planta fresca en una taza de agua hirviendo; dejar en infusión 10 minutos y tomar antes o después de las comidas. Endulzar con miel, si es posible de romero.

Tomada como digestivo, esta infusión es a la vez agradable y activa. No omitir poner romero en las diversas preparaciones culinarias.

Tomillo. Favorece la digestión, estimula la secreción de bilis e impide las fermentaciones pútridas. Se lo toma como el romero, en las mismas dosis y en los mismos momentos.

Recetas de plantas contra los cálculos biliares

I.   Partes iguales de boldo, menta, cardo santo y vara de oro. Cucharada sopera de la mezcla por taza de tisana. Una cada cuatro horas. Para casos avanzados.

II. Partes iguales de sen, arenaria, bardana y polipodio. Cucharada sopera de la mezcla por taza de tisana. Dos tazas al día, antes de las comidas. Para casos ligeros.

III. Partes iguales de cola de caballo, levístico, boldo, abedul y agracejo. Cucharada sopera de la mezcla por taza de tisana. Cinco tazas al día, lejos de las comidas.

MÉTODOS NATURALES DE CURACIÓN

Hemos visto cuán necesario es reformar la alimentación si se quiere revitalizar la función hepática. Hemos visto lo que hay que comer y lo que no se debe comer. Ahora veremos algunos tratamientos que se pueden aplicar al hígado enfermo en general y a las vías biliares en particular.

Si su hígado le causa problemas, si la secreción biliar es deficiente, si su vesícula acusa estos trastornos, sentirá sin duda alguna dolores en esta región, padecerá igualmente de cólicos y de hinchazones.

En este caso, lo primero que tiene que hacer es consultar a un médico naturista cualificado. No se lance a ciegas a un tratamiento personal que, tal vez, podría hacerle más mal que bien. Sólo el naturópata sabrá establecer una evaluación precisa y podrá aconsejarle el tratamiento natural apropiado. Es seguro que ante todo le recomendará modificar su régimen alimenticio que fue sin duda el origen de sus males. Después, sin duda también, le recomendará algunos tratamientos particulares recurriendo a los *medios naturales* que la naturaleza pone a nuestra disposición.

La medicina convencional se limita con demasiada frecuencia a combatir los síntomas de la enfermedad más bien que las verdaderas causas. Así, cuando aparece el dolor, se apresura a prescribir (y es muy lógico que así sea) un sedante que tratará de reducirlo o de eliminarlo. Pero, sin embargo, la causa del mal no ha desaparecido. No solamente sigue existiendo sino que –lo que es peor– el remedio, el calmante mismo, puede impedir al organismo defenderse contra la enfermedad.

La enfermedad indica un esfuerzo del organismo para librarse de los venenos acumulados, o también la aberración de determinados órganos (especialmente el hígado) que se han vuelto incapaces, a causa de la intoxicación, de sintetizar los elementos útiles y los nocivos. Siendo así, se comprende que el retorno a la situación normal no se conseguirá con la introducción de una sustancia química en el organismo, sino mediante la evacuación ante todo de aquello que está de más.

Entonces puede sobrevenir una crisis, cuando el organismo ha recuperado en parte sus reservas vitales. Esta crisis, que se llama *crisis curativa*, no implica en modo alguno una agravación o un estancamiento del mal, sino que es el índice de un esfuerzo curativo del cuerpo, que trata de expulsar las toxinas y de reponer en estado los órganos desfallecientes.

Por otra parte, aquel que tiene un hígado en mejor estado debe inmediatamente notar, a su nivel, toda infracción del orden natural, especialmente en materia de alimentación. Toda trasgresión alimentaria provoca una reacción del hígado sano.

Son muchos los que jamás han notado ningún trastorno, ni sentido dolor alguno, hasta el día en que surge el desmoronamiento completo del hígado. De un canceroso, de un cirrótico, se dirá que, hasta entonces, gozaba de perfecta salud, que tenía un hígado capaz de aguantarlo todo, porque jamás había registrado nada de anormal. ¡Qué grave error! Un fumador, intoxicado por el tabaco, no reacciona ya ante el cigarrillo como el alcohólico no reacciona ante el vaso de alcohol. ¿Quiere esto decir que estos productos no son nocivos? En realidad, toda sustancia tóxica, en la dosis que sea, no puede ser aceptada por un organismo verdaderamente normal.

La mayor parte de los hepáticos tienen el hígado de tal manera cogestionado o embotado que es incapaz de reaccionar. La acumulación de las sustancias tóxicas desemboca entonces en la catástrofe. Agotadas las reservas vitales, ya es muy tarde para intervenir eficazmente.

Así de claro. El organismo humano es un mecanismo complejo, altamente especializado, y que puede funcionar admirablemente bien durante largos años a condición de que le demos la oportunidad de hacerlo.

Regulada la cuestión de la alimentación mesurada y racional, no se vaya a creer que la protección del hígado queda ya con ello definitivamente asegurada. Hay que observar otros dos puntos importantes: la respiración y el ejercicio.

La respiración

La respiración asegura la oxigenación. Por desgracia, pocas personas utilizan convenientemente su aparato respiratorio. Podemos afirmar que la mayoría de la gente come demasiado y no respira lo bastante. No debe asombrarnos, en estas condiciones, que su organismo esté atiborrado de residuos tóxicos.

De todas las grandes funciones fisiológicas de nuestro organismo, la respiración es la única que está bajo la dependencia de la voluntad. Esta acción de la voluntad sobre la respiración es triple:

En primer lugar, modifica su *frecuencia*. Normalmente se realizan de doce a dieciséis respiraciones por minuto. Podemos, cuando nos place, respirar brevemente y más de prisa de lo normal, o bien, al contrario, amplia y lentamente; esto dirá el tiempo que juzgamos conveniente.

En segundo lugar, modifica su *ritmo*. Normalmente hay un cierto equilibrio entre el tiempo de la aspiración y de la espiración. Podemos efectuar aspiraciones cortas, o a la inversa.

Finalmente, y sobre todo, la voluntad puede, durante un número importante de segundos, suspender totalmente la función respiratoria, como lo hacemos, por ejemplo, cuando atravesamos una atmósfera nauseabunda o tóxica.

Importa, pues, aprender a recurrir a la voluntad para servirse lo mejor posible de los pulmones. Haciéndolo así, los sujetos de hígado frágil oxidarán más fácilmente sus residuos recibiendo más oxígeno, y aliviarán así el trabajo del hígado y el del corazón.

Pero el hígado es más importante que el corazón, dadas las múltiples funciones de esta glándula en el plano de la economía. Por eso le interesa tanto una función respiratoria óptima.

Sin embargo, la oxigenación no podría separarse completamente del ejercicio físico. En efecto, el ejercicio físico solicita la función respiratoria y activa así las combustiones. Además, provocando la sudación, permite la eliminación de una importante cantidad de residuos, ayudando tanto al hígado como a los riñones.

Por otra parte, los movimientos de la cintura abdominal provocan un verdadero masaje de la glándula hepática, facilitando la circulación sanguínea y los movimientos intra y extracelulares. También se ejerce una acción muy saludable sobre el intestino, favoreciendo la exoneración. Pues bien, todos sabemos la nefasta influencia que el estreñimiento tiene sobre el hígado.

La respiración es una función maquinal que se practica siempre sin darse uno cuenta. Sin embargo, hay una buena y una mala manera de respirar, y la respiración correcta entraña beneficios considerables para el organismo en general y para el hígado en particular.

En efecto, el hígado puede sacar gran provecho de una función más activa del sistema portal. Pues bien, el ejercicio proporciona una mejor respiración casi automáticamente, lo que permite soslayar los trastornos circulares mejorando al propio tiempo las funciones del sistema portal. Por eso no nos cansaremos de recomendar los grandes paseos al aire libre o los deportes que fuerzan el aparato respiratorio a un mejor rendimiento. Por contra, el sedentarismo será siempre nefasto.

En general, respiramos muy mal y olvidamos que esta función debe ejercerse al nivel de la pared abdominal. Desde luego, no estamos acostumbrados a hacerlo, pero si la practicamos de manera continua nos daremos cuenta al cabo de algún tiempo de que podemos hacerlo inconscientemente sin molestia. *Hay que empujar el vientre hacia adelante en el momento en que tomamos una aspiración profunda.* En el momento de la *espiración*, que debe hacerse *lentamente*, hay que esforzarse entonces en *entrar el vientre* todo lo posible. Póngase atención en ello, pues lo que se acostumbraba hacer inconscientemente es lo contrario, o sea, entrar el vientre al aspirar y abombarlo al espirar.

Es preciso pues acordarse de estos dos imperativos: *respirar por la nariz* (tanto al aspirar como al espirar) y aprender a *respirar profundamente activando la pared abdominal*. Esta respiración, no solamente permite al organismo equilibrarse, sino que tiene igualmente otro efecto, psíquico éste. En efecto, la respiración profunda provoca casi automáticamente la tranquilidad del espíritu. Permite evitar las tensiones inútiles que son origen de toda clase de males psicosimáticos.

Subrayemos una vez más que el organismo posee todos los resortes necesarios para un buen funcionamiento. Lo que hace falta es utilizarlos convenientemente.

El ejercicio físico

El sedentarismo exagerado provocado por las condiciones de vida modernas es fuente de numerosos problemas orgánicos.

El cuerpo humano tiene necesidad vital de movimiento. Muy particularmente el hígado. En efecto, el ejercicio físico es uno de los medios preventivos más seguros contra los problemas hepáticos. Activa las funciones circulatorias y entraña la eliminación de las toxinas que aportan siempre un aumento de trabajo al hígado.

Lo que tenemos que comprender es que, en general, comemos demasiado y que los alimentos que consumimos no son «gastados» por una actividad física suficiente.

Con mucha frecuencia, nos constreñimos a un régimen alimenticio deficiente so pretexto de no sobrealimentarnos y así eliminar este problema. Pero ésta no es la verdadera solución. Es preciso que comamos normalmente, pero que aumentemos la parte de ejercicio físico en nuestra vida de cada día.

La disminución del consumo puede tener efectos nefastos sobre el organismo privándole de elementos esenciales para su buen funcionamiento mientras que el ejercicio físico permite, al contrario, utilizar al máximo todos los elementos nutritivos que absorbemos sin permitir a éstos trasformarse en toxinas.

Todos los ejercicios que afirman la pared abdominal, con efecto directo sobre el intestino grueso, son recomendables. Pero hay uno que no exige ningún esfuerzo particular y que da siempre resultados beneficiosos: es la marcha. Muchos males podrían ser evitados mediante un buen paseo diario emprendido a un paso vivo y enérgico. No hace falta andar kilómetros todos los días, pero un buen paseo por el parque más próximo, o para ir al trabajo, siempre será excelente.

Calor

Para los hepáticos, no hay nada como las aplicaciones calientes sobre la región afectada. Éste es uno de los medios más eficaces y más seguros para tratar estos problemas. Basta aplicar sobre la región del hígado una bolsa de agua caliente por la noche al acostarse, acto que puede repetir todas las noches tanto tiempo como sienta la necesidad e incluso sistemáticamente, durante toda su vida, de manera que incluso si su hígado está en buen estado de funcionamiento y no le crea particulares molestias, se asegure de todas maneras el mantenerlo en equilibrio funcional día tras día y se evite así las sorpresas desagradables que podrían surgir de improviso sin que haya podido prevenirlas.

Puesto que hemos hablado del calor, mencionemos aquí la necesidad de los *baños de sol* tomados con regularidad. El sol es un gran regenerador de la vitalidad de todas las células del cuerpo humano y más particularmente de las células hepáticas. Pero no se trata aquí solamente de los baños de sol que pueda tomar en la playa durante el verano. Al contrario, hay que hacerlo todos los días, en casa, en el jardín, en la terraza, en el balcón o incluso en la ventana (abierta, evidentemente).

Masajes

Los masajes de aceite de oliva sobre la región del hígado aceleran las funciones de éste. Proceder dando círculos en el sentido de las agujas del reloj.

La cataplasma de arcilla

En este caso, se puede hablar casi de pretratamiento. Se trata, en efecto, de condicionar el hígado y la región que lo rodea inmediatamente para que esté en estado de receptividad.

Para preparar la cataplasma, poner sobre una mesa un trozo de tela de hilo o de algodón, o en su defecto un trapo cualquiera de tela fuerte, doblado en dos o en cuatro, teniendo en cuenta que hay que disponer de una superficie mucho más extensa que la cataplasma propiamente dicha, que, a su vez, debe ser más grande que la parte a tratar.

Con el auxilio de una espátula de madera (ni metal, ni materia plástica), extender la pasta de arcilla sobre el trapo. El espesor de esta capa de arcilla puede variar de 0,5 a 2 cm, según los casos particulares. Una vez preparado el emplasto, colocarlo sobre la piel en la región del hígado. Una vez la cataplasma en su sitio, recubrirla con un trapo seco, después fijarla con una cintura de franela u otro tejido cálido. La cataplasma debe quedar bien fijada de manera que no pueda desplazarse y quede exactamente en el sitio deseado. La cataplasma debe quedar sólidamente fijada, desde luego, pero no demasiado apretada para no dificultar la circulación de la sangre.

La arcilla sólo sirve una vez; tirarla una vez usada.

En la mayoría de los casos, la arcilla se aplica fría, pero sobre el hígado a menudo es preferible entibiada, sobre todo al comienzo de las aplicaciones. Colocar la cataplasma sobre la tapadera vuelta de una cacerola que contenga agua caliente, sobre un radiador de calefacción, etc., o, mejor calentar previamente la arcilla, al baño maría.

La cataplasma se deja puesta dos horas o más. Incluso se la puede guardar toda la noche, mientras no se determina ninguna sensación anormal o desagradable (aumento del dolor, enervamiento, enfriamiento interno o calor excesivo, etc.).

A veces es necesario comenzar con cataplasmas muy delgadas, dejadas puestas una hora y media solamente, a fin de habituar progresivamente el organismo a soportar la arcilla, evitando provocar reacciones demasiado enérgicas.

Se pueden prever series de aplicaciones diarias de tres semanas a un mes. En caso de cálculos biliares, el tratamiento puede durar varios meses. No hay que vacilar en interrumpirlo provisionalmente si el organismo da señales de fatiga, para reanudarlo tan pronto se han recuperado las fuerzas. A menudo, ocurre lo contrario, porque la arcilla contribuye a la reconstitución de las reservas vitales. Entonces, las aplicaciones se pueden proseguir sin ninguna pausa, e incluso, poner dos o tres cataplasmas cada veinticuatro horas.

Las curas termales

Las aguas de ciertos manantiales mejoran considerablemente el estado del sistema hepático cuando éste está degradado. Sin embargo, no hay que esperar milagros y hacerse la ilusión de que con algunas semanas de cura termal se pueden resolver los problemas, mientras durante el resto del año no se hace nada para proteger la salud. Por otra parte, las aguas medicinales sólo tiene valor tomadas en el manantial; el embotellamiento les hace perder, inmediatamente, casi la totalidad de sus principios activos.

Se podrá, pues, recurrir a la cura termal si las circunstancias lo permiten y sobre todo si pueden ser observadas las reglas del tratamiento natural de fondo. Es inútil, y hasta peligroso, ponerse en una cura termal si no se prosigue la reforma de los hábitos equivocados. No existe remedio específico de esta o aquella enfermedad, sino elementos reunidos de una reordenación general.

Habida cuenta de las observaciones que preceden, se podrá recurrir a este otro recurso natural que es el agua curativa. Veamos el esquema de las utilizaciones posibles:

Algunas aguas actúan en un sentido más preciso: así, las aguas bicarbonatado-sódicas de Vilajuiga, Molgas, Mondariz, Sant Hilari Salcam, Verí, etc., descongestionan el hígado y la vesícula biliar, aseguran su drenaje y tienen una acción electiva sobre la célula hepática misma.

Las aguas clorurado-magnésicas, como las de Montanejos, Rubinat, etc., actúan a la vez sobre el intestino y la vesícula biliar, son netamente laxantes y provocan la eliminación de los residuos grasosos.

Los enfermos que son, a la vez, hepáticos e hipertensos, arteriosclerosos o simplemente viejos, o bastantes deprimidos, se dirigirán más bien hacia agua de acción moderada, tales como las aguas sulfatadas-cálcicas y magnésicas de Alhama de Aragón, Caldas de Bohí, Vilatoya, etc.

Nuestra preferencia se inclinaría, tal vez, hacia las aguas hipomineralizadas, como las de Panticosa, Caldas de Oviedo, etc., que, por su pobreza en sales minerales, arrastran mejor los sobrantes que abarrotan el organismo.

ALGUNOS CONSEJOS MÁS

El sueño

Muchas personas dicen que no tiene necesidad de dormir, que muy pocas horas de sueño les bastan o que pueden permitirse pasar varias noches en blanco sin sentirse incomodadas. Esto es falso. A pesar de las apariencias, la falta de sueño o el sueño agitado puede tener consecuencias muy malas sobre el funcionamiento del organismo en general y del hígado y la vesícula biliar en particular.

No se ha conseguido todavía explicar de manera satisfactoria el mecanismo del sueño, pero se sabe, sin embargo, de manera cierta que tiene una función reparadora importante. Tiene por efecto especialmente el permitir que el espíritu descanse. En el plano estrictamente orgánico, permite a un cierto número de células descansar mientras que otras continúan su trabajo de limpieza y de puesta en orden. De manera que al salir del sueño, la máquina está dispuesta para funcionar de nuevo normalmente.

Cuando estamos descansados trabajamos mejor. Todos lo hemos podido constatar. Cuando estamos sobrefatigados, el espíritu y el cuerpo se resienten inmediatamente y se ven forzados a continuar funcionado con capacidades disminuidas.

El hígado no escapa a esta regla. El sueño le es beneficioso como a todos los otros órganos. El insomnio puede tener un gran número de causas, pero la principal es la vida desordenada que podemos llevar. Si el trabajo o el placer interrumpen con demasiado frecuencia la función del sueño, es seguro que esta función no podrá ejercerse normalmente. Seguirán los insomnios y entonces entraremos en un círculo vicioso que sólo una vida más equilibrada podrá corregir.

Es necesario dormir cada día durante ocho horas de un sueño lo más profundo posible si quiere que éste tenga todas las virtudes reparadoras que le conocemos.

Factores negativos diversos

Sal. Esta sustancia favorece la retención de agua en los tejidos y destruye el equilibrio hídrico del organismo, a menudo ya intestable en los hepáticos. Comer pocos alimentos salados y hacer un uso muy prudente de este condimento es ventajoso tanto para el hígado, como para los riñones, así como para el corazón.

Medicamentos. Fatigan el hígado y muchos, como los antibióticos y en particular la estreptomicina, son muy malos para el hígado. No se deben emplear jamás por automedicación.

Frío. El frío congestiona el hígado y provoca insuficiencia. Sobre todo si es brutal, resulta peligroso ya que, expulsando la sangre de la piel y de las extremidades, la concentra en el hígado. No hay que salir jamás en invierno sin llevar bien abrigado el tórax y el abdomen.

Calor. En sentido inverso, el calor también provoca inconvenientes del mismo orden. Por otra parte, la vida en un clima demasiado cálido provoca un desequilibrio en la utilización del agua por el organismo, lo cual también fatiga el hígado. El clima templado es el ideal para los hepáticos.

Estar de pie. Permanecer de pie mucho rato, disminuyendo la secreción de orina, provoca la retención de agua (edemas) en los insuficientes hepáticos. No conviene estar de pie. Si no hay otro remedio que estar de pie, hay que andar de cuando en cuando para relajarse.

Compresiones anormales. Los vestidos demasiado apretados, cinturones, fajas, corsés, etc. pueden congestionar el hígado. Si se lleva una faja de franela, lo cual es excelente en invierno tanto para el hígado como para los riñones, hay que vigilar que no apriete demasiado.

Aire contaminado. Dificulta los intercambios orgánicos y provoca la congestión del hígado. Salvo cuando hace mucho frío, hay que dormir con la ventana entreabierta. También conviene abrir de vez en cuando la ventana en el lugar de trabajo y airear las habitaciones cuando no se está en ellas.

Trasnochar. Exige un esfuerzo suplementario de todo el organismo y del hígado en particular. Si se trasnocha de vez en cuando puede evitarse que resulte perjudicial si se duerme más en la noche siguiente. Pero el hábito de acostarse tarde todos los días es funesto.

Agotamiento intelectual. Provoca un ralentizamiento de la circulación sanguínea, congestión hepática y a la larga insuficiencia. Si su trabajo le predispone a este agotamiento, procure relajarse con distracciones que no fatiguen el cerebro (paseos, conversaciones triviales, juegos, etc.).

Preocupaciones. Provocando un desequilibrio del sistema simpático, impiden el funcionamiento regular del hígado Todos los sentimientos malos influyen sobre el hígado por medio de los nervios y de las glándulas. Se ha observado que la mayor parte de personas celosas o envidiosas son insuficientes hepáticos.

Disgustos, disputas, cólera. Provocan un choque hepático análogo al de un alimento mal tolerado, y esto siempre por mediación del sistema nervioso, lo que no significa que todas las personas que padecen insuficiencia hepática sean coléricas. Pero si sufren a menudo disgustos, disputas o fuertes enfados, les será más difícil curarse.

Los estados de ánimo tienen una influencia considerable sobre el comportamiento del organismo y debemos, por tanto, tratar de controlarlos si no queremos asistir a desarreglos a menudo graves. Es posible que los pensamientos mórbidos no provoquen por sí mismos la enfermedad, pero como afectan las funciones orgánicas y la actividad endocrina, al no tener ya éstas su primitiva resistencia, permiten así que la enfermedad se instale.

El miedo, el odio, la cólera, las preocupaciones y el despecho son contrarios al buen funcionamiento del organismo. Todos sabemos que la ansiedad, por ejemplo, hace que nos alimentemos mal y que, además, estorba considerablemente la digestión. Seguirán las malas secreciones externas.

Se acostumbra a decir que estos estados de ánimo «pesan sobre el hígado». Y esto no es ninguna afirmación gratuita. El hígado es sin duda el primer afectado por el espíritu negativo y deprimido. Estos sentimientos alteran la bilis y crispan el páncreas. Si estos estados de ánimo duraran algún tiempo, es seguro que la función hepática se vería profundamente perturbada.

Por otra parte, esto actúa en los dos sentidos. Cuando el hígado funciona mal, tenemos fácilmente tendencia a la irritación y a la amargura. La interdependencia de las funciones del espíritu y de las funciones hepáticas no necesita ser demostrada.

Factores positivos

El médico. Los consejos médicos son una buena salvaguarda para el hígado. Hay que hacerse examinar regularmente y sobre todo seguir los tratamientos prescritos, observando escrupulosamente el régimen establecido.

Calor local. Ya sea en forma de compresas, de bolsa de agua caliente o de esterilla eléctrica, el calor aplicado sobre el hígado es un gran alivio cuando este órgano duele, e incluso es útil aunque no duela. Pero hay que evitarlo en caso de fiebre, ya que entonces tales dolores pueden ser debidos a infección (apendicitis, por ejemplo) y en este caso el calor está contraindicado.

Aire libre. Proporciona oxígeno a los pulmones y a la sangre, asegurando así un mejor riego hepático. El hígado también tienen necesidad de aire puro. En lugar de encerrarse en lugares públicos, practíquense paseos por el campo: se comprobará que así se digieren mejor las comidas.

Ejercicio moderado. Activa los intercambios orgánicos y la circulación de la sangre. Estimula las células del hígado y la vesícula biliar. Conviene andar todos los días, aunque sólo sea media hora. El domingo, hacer una larga caminata por el campo, el bosque o la montaña, o practicar un deporte suave: bolos, tenis, natación, etc.

Reposo. Regularizando la circulación, descongestiona el hígado y permite la evacuación regular de la bilis. Practíquense, durante la jornada, algunos momentos de relajación completa.

La posición horizontal. Facilita la absorción del agua, la evacuación del estómago y la eliminación urinaria. Es bueno permanecer tendido, no sólo durante la noche, sino también un cuarto de hora después de cada comida.

Cuando se sienta agotado, échese algunos instantes: podrá comprobar que luego sentirá menos pesadez en su hígado.

Alegría. Provoca una relajación del sistema nervioso y una dilatación de los vasos del hígado, favorable a su buen funcionamiento. ¿No ha comprobado que una comida en la que se ríe mucho es mejor digerida que las demás?

Es preciso esforzarse continuamente por mantener el espíritu tranquilo y frío, para evitar la irritación y la cólera y para darse una fuerte disciplina que permita resolver los problemas a medida que sobrevienen, más bien que dejarlos pendientes durante semanas sin actuar jamás por hallarles una solución. Nos podemos evitar muchas preocupaciones encarando los problemas y dándoles inmediata solución, aunque ésta sea negativa para nuestros intereses o nuestros deseos. Lo peor es ir dejando los asuntos en suspenso posponiendo la búsqueda de soluciones. Además, agarrando el toro por los cuernos, como suele decirse, muchas veces comprobaremos que no había tal toro y que las preocupaciones carecían de fundamento.

En resumen, se puede afirmar que la alegría condiciona el organismo. La depresión psicológica dificulta el buen funcionamiento del organismo mientras que la alegría de vivir y el optimismo regularizan las funciones.

Si se siente deprimido o abatido, es preciso que, sin demora, haga un esfuerzo de voluntad sostenido para recobrar la salud moral, sin la cual no hay verdadera salud física.

ÍNDICE

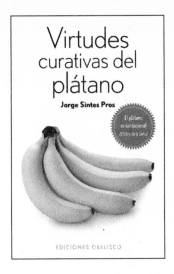

Virtudes curativas del plátano

Jorge Sintes Pros

El plátano es sensacional
(Elibro de la Selva)

EDICIONES OBELISCO

El plátano es un alimento completo, agradable y liberador. Por su alto contenido en hidratos de carbono, vitaminas, minerales y oligoelementos, esta fruta es la más rica en sustancias energéticas y es de gran valor para el trabajador manual o intelectual. Es un alimento adecuado para reponerse del esfuerzo físico, particularmente indicado para los niños y los deportistas.

Hoy en día son muchos los médicos, incluso los que utilizan los medicamentos más modernos y las técnicas quirúrgicas de vanguardia, que no dejan de aconsejar los plátanos a sus pacientes, y son los primeros en reconocer que en casos en los que habían fracasado otras terapias, esta fruta ha dado excelentes resultados.

Sus propiedades, su buena digestibilidad, la fácil absorción de sus azúcares y su abundante contenido en vitamina C, convierten el plátano en un excelente alimento y medicamento para enfermos graves, embarazadas y lactantes, deportistas, obreros de trabajos pesados y personas ancianas, además de conferirle un gran valor terapéutico para el tratamiento de muchas afecciones, entre ellas la gota, las enfermedades del corazón, la diarrea, la gastritis, la nefritis, el estreñimiento y la celiaquía.

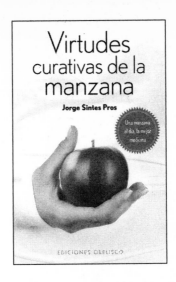

La manzana constituye un importante alimento proveedor de energía. Entre sus múltiples y variadas funciones, cabe destacar que higieniza el aparato digestivo, favorece la digestión, neutraliza la acidez estomacal, purifica el hígado, depura la sangre, regenera y nutre el sistema nervioso y desinfecta los intestinos. Este libro nos ayudará a prevenir numerosas enfermedades y anomalías como el asma, la fatiga crónica, los cálculos renales, el insomnio, el mal aliento, la obesidad, la hipertensión y la vejez prematura, entre muchas otras. El autor no sólo recomienda que comamos una manzana antes de las comidas, sino que también propone una cura de manzanas para depurar el organismo adecuada tanto para niños como para adultos. Podemos consumir la manzana de variadas formas, ya sea en zumo (como se recomienda en el libro Limpieza hepática y de la vesícula de Andreas Moritz), en puré, rallada o asada, siendo una de las mejores frutas medicinales que deberíamos incluir siempre en nuestra dieta.

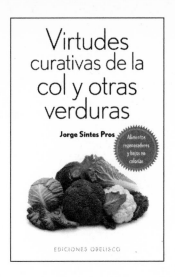

Virtudes
curativas de la
col y otras
verduras

Jorge Sintes Pros

Alimentos
regeneradores
y bajos en
calorías

EDICIONES OBELISCO

Las verduras son indispensables para el buen funcionamiento del organismo humano. Su privación, e incluso su escasez en nuestro régimen alimenticio implica, no sólo en invierno, sino al finalizar éste, múltiples y complejos trastornos de carencia, sobre los cuales médicos y dietistas llaman la atención insistentemente.

Los vegetales frescos aportan al organismo sales minerales asimilables, agua fisiológica, celulosa y vitaminas, sustancias todas ellas imprescindibles para la vida, el crecimiento, la resistencia, es decir, para el mantenimiento de la salud y de la juventud.

En el presente libro, Jorge Sintes nos explica las virtudes curativas de las verduras (coliflor, brócoli, acelgas, cardo, alcachofas, etc.) en general y de la col en particular, explicando cómo aplicarla en un centenar de dolencias comunes.

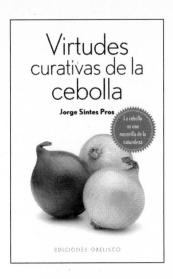

Virtudes
curativas de la
cebolla

Jorge Sintes Pros

La cebolla es una maravilla de la naturaleza

EDICIONES OBELISCO

La cebolla ha ocupado un lugar de honor en la farmacología y la terapéutica. Durante siglos, esta humilde hortaliza, una planta vivaz y bulbosa *(Allium cepa L.)*, ha servido para tratar el asma, la cistitis, la diabetes, la hidropesía, la hipertensión, las jaquecas, el reumatismo, la tuberculosis, las fiebres tifoideas y otras muchas dolencias. Se sabe que en casos de depresión física o nerviosa tiene una acción reconfortante casi inmediata. Contiene unos componentes activos han puesto de relieve que se trata a la vez de un alimento energético y de un medicamento altamente protector. Al igual que el ajo y el limón, la cebolla es un eficaz equilibrador glandular, un activo agente antirreumático y antiescleroso, un fortificante general y un alimento natural especialmente indicado para avivar y fortalecer las defensas naturales del organismo.

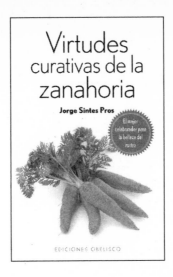

La zanahoria, científicamente *Daucus carota* –nombre que hace referencia a su alto contenido en carotenos–, es una hortaliza que contiene una cantidad notable de agentes fotoquímicos; minerales como calcio, hierro, potasio, fósforo; pero también otras vitaminas, como las B, C, D, E, y ácido fólico. Todos estos componentes hacen que la zanahoria sea desde el punto de vista nutricional, uno de los alimentos más interesantes. Ligeramente laxante, neutralizante de la acidez de la sangre a la que enriquece con glóbulos rojos y mucho contenido de fósforo, aporta a los nervios una gran resistencia y solidez a los nervios. Y no son éstas las únicas bondades de esta increíble hortaliza, en este libro Jorge Sintes hace una exposición de todas ellas con su habitual exactitud, claridad y conocimiento.